YOGA Anatomy

瑜伽解剖学

（全彩图解第2版）

【美】雷斯利·卡米诺夫（Leslie Kaminoff）、艾米·马修斯（Amy Matthews）著

【美】莎朗·埃利斯（Sharon Ellis）绘　黄海枫 译

人民邮电出版社

北京

图书在版编目（CIP）数据

瑜伽解剖学：全彩图解第2版 ／（美）卡米诺夫
(Kaminoff,L.)，（美）马修斯 (Matthews,A.) 著；
（美）埃利斯 (Ellis,S.) 绘；黄海枫译. -- 北京：人
民邮电出版社，2016.6
ISBN 978-7-115-41798-5

Ⅰ. ①瑜… Ⅱ. ①卡… ②马… ③埃… ④黄… Ⅲ.
①瑜伽—图解 Ⅳ. ①R214-64

中国版本图书馆CIP数据核字(2016)第080436号

版权声明

免责声明

本书内容旨在为大众提供有用的信息。所有材料（包括文本、图形和图像）仅供参考，不能用于对特定疾病或症状的医疗诊断、建议或治疗。所有读者在针对任何一般性或特定的健康问题开始某项锻炼之前，均应向专业的医疗保健机构或医生进行咨询。作者和出版商都已尽可能确保本书技术上的准确性以及合理性，且并不特别推崇任何治疗方法、方案、建议或本书中的其他信息，并特别声明，不会承担由于使用本出版物中的材料而遭受的任何损伤所直接或间接产生的与个人或团体相关的一切责任、损失或风险。

内 容 提 要

本书不是对人体解剖学或广袤的瑜伽科学的详尽研究报告，也不是某个特定瑜伽体系的练习手册，而是所有瑜伽体系的身体练习原则方面的一个坚实的基础，目的是向参与瑜伽的人（无论是学生还是教师）提供最有价值的解剖学细节。全彩色解剖插图和深入的信息，让你能够更深入地认识每个动作的结构与基本原理，同时更深入理解瑜伽运动本身。从呼吸到站姿到反转，看看特定的肌肉如何回应关节的运动；一个姿势的改变如何加强或减弱效果；脊柱、呼吸、体位之间有何根本的联系。本书能够让你以全新的角度去了解每一个动作，对瑜伽培训课程教师、整形医生、脊椎治疗师、物理治疗师、健身教练，以及普拉提和禅柔导师等不同从业者的专业领域都有所助益。

◆ 著　　[美] 雷斯利·卡米诺夫（Leslie Kaminoff）
　　　　　 艾米·马修斯（Amy Matthews）
　 绘　　[美] 莎朗·埃利斯（Sharon Ellis）
　 译　　黄海枫
　 责任编辑　李 璇
　 责任印制　周昇亮

◆ 人民邮电出版社出版发行　北京市丰台区成寿寺路 11 号
　 邮编　100164　电子邮件　315@ptpress.com.cn
　 网址　https://www.ptpress.com.cn
　 涿州市般润文化传播有限公司印刷

◆ 开本：700×1000　1/16
　 印张：18　　　　　　　2016 年 6 月第 1 版
　 字数：394 千字　　　　2025 年 4 月河北第 49 次印刷
　　　　　著作权合同登记号　图字：01-2015-4860 号

定价：80.00 元
读者服务热线：(010)81055296　印装质量热线：(010)81055316
反盗版热线：(010)81055315

谨将本书献给我的老师 T.K.V. 德斯卡查尔（T.K.V.Desikachar），感谢他坚定不移地相信我会找到我自己的真理。我最大的希望是，这部作品没有辜负他对我的信任。

同时将本书献给我的哲学老师罗恩·皮萨图罗（Ron Pisaturo），课程将永远不会结束。

—— 雷斯利·卡米诺夫

感谢过去对这本书提供过帮助的所有师生——特别是我的学生兼良师益友菲利普（Philip）。

—— 艾米·马修斯

目　录

序 言

我很高兴能够为这本内容扩充、更新的改进版撰写序言。最重要的是，我的合著者兼朋友艾米·马修斯的合著身份在这个新版本中得到了准确的反映。在第一版中，我承认了与艾米的合作是我曾经历过的最丰富多彩、最有价值的工作关系之一。此刻，我们已合作了几年，我要将定语"之一"删掉。艾米和我一起工作时，我们两个人的知识和观点是互补的，就好像是两个专业的大脑半球组合在一起成为超级大脑一样。合作伙伴能够让我比独自工作时更加聪敏，这真的是一种愉快的体验。辅以优秀插画家莎朗·埃利斯（Sharon Ellis）的才华，以及我们在"呼吸项目（The Breathing Project）"创意团队的支持，我们变成了一个强大的组合。

本书的上一版于 2007 年夏天出版后，所取得的成功让所有人都感到吃惊。在撰写本文时，它已被翻译成 19 种语言，出版了超过 300,000 册，并且仍然是美国最畅销的瑜伽书籍之一。我们已经收到了读者的大量积极反馈，许多读者是教育工作者，他们现在将那本书作为其瑜伽教师培训课程的必修教科书。整形医生、脊椎治疗师、物理治疗师、健身教练，以及普拉提（Pilates）和禅柔（Gyrotonic）导师等不同从业者也在充分利用这本书。

在我收到的反馈中，有一部分同呼吸和脊柱内容为主的前两章有关。在这两章中，我的意图是提供一些自己在 25 年前就希望得到的信息，当时，我试图理解我的老师在瑜伽体式练习中独特呼吸方法的解剖学基础知识。我感到特别高兴的是，这些信息如此受欢迎，并且很高兴在这次的第二版中有机会去增加更多的插图，同时更加深入地讨论内在的平衡、收束以及脊柱的简要历史，在第一版中由于篇幅有限而删除了这部分内容。

艾米和我也收到了来自读者、同事以及在多个领域中德高望重的专业人士的重要反馈。回复这些反馈的过程为我们带来了提高，其中最重要的是由艾米增加了有关骨骼系统和肌肉系统的两章新内容。这两章内容是复杂性和简单性的独特组合。加入这两章后，本书成为一本更有用的书，让读者更好地了解在介绍瑜伽体式的各章节中所使用的具体解剖术语，特别是关节的动作和肌肉的动作。

第 5 章也是全新的一章，由我们共同撰写，这一章中分析了体式，并说明我们如何选择要分析什么。读者在阅读针对特定体式的任何条目之前，都应该先阅读这一章，因为它解释了我们对于分类、呼吸、关节动作和肌肉动作的非常规观点，有时甚至是争议性的观点。

　　艾米已经全面审查并修订了体式的各个章节。她已淘汰了随意或混乱的分类、术语和概念，并增加了一些信息，以澄清肌肉的动作，提高陈述的整体一致性。莉迪亚·曼（Lydia Mann）提供了设计方面的协助，将修订后的数据整理为表格，便于大家理解。其他改进包括：增加了更多变式，针对具体关节和肌肉的新插图索引，以及对全书的插图进行了更正和重新标记。

　　艾米和我有信心，新版的本书将继续成为瑜伽以及所有其他健康运动从业者及教师的宝贵资源。我们在编撰本书时享受到很大的乐趣，我们希望读者在使用本书时也能感受到同样的乐趣。请继续让我们知道你在使用这本书时的体验。

雷斯利·卡米诺夫

纽约市

2011 年 9 月

致　谢

首先我要感谢我的家人：乌玛（Uma）、萨沙（Sasha）、贾伊（Jai）和肖恩（Shaun）。他们的耐心、理解、关爱和支持陪我度过了构思、写作、编辑和修订这本书的漫长过程。我还要感谢我的父母在过去的 50 年里一直支持其儿子非同寻常的兴趣和事业。允许孩子去寻找自己的人生道路，这也许是父母所能给予的最佳礼物。

这一直是一个真正的合作项目，如果没有才华横溢且敬业的团队始终提供支持，这是不可能成功的。莉迪亚·曼最准确的头衔是项目和作者的责任人，她是一位有天赋的设计师和艺术家，也是一位朋友，她陪同我完成了这个项目的每一个阶段：组织、整理并编辑这本书的结构；拍摄大部分照片（包括作者照片）；并设计封面。如果没有莉迪亚的合作，这本书肯定仍然徘徊在我的脑海和我的硬盘之间的某处。

莎朗·埃利斯已经被证明是一位熟练的、有洞察力且灵活的医学插图画家。在我欣赏过她放在网上的作品后，就决定招募她参加这个项目。她并不熟悉瑜伽，但不久之后，她就抛开梵文术语，像一位经验丰富的瑜伽行者那样去体验各种姿势。

没有 Human Kinetics 最初的构思，这本书就不会存在。马丁·巴纳德（Martin Barnard）的研究使他邀请我负责该项目。利·基洛克（Leigh Keylock）、劳拉·波德斯奇（Laura Podeschi）和杰森·穆济尼奇（Jason Muzinic）在编辑上的指导和鼓励让该项目可以保持进度正常。我对他们的支持和耐心感激不尽——尤其是他们的耐心。

还要特别感谢我的作品经纪人兼好朋友鲍勃·塔比恩（Bob Tabian），他一直根据其经验给予合理的建议。他是第一个认为我可以写作的人，并且他从未对此失去信心。

对于这一路走来的教育、启发和指导，我要感谢斯瓦米·维什努·德瓦南达（Swami Vishnu Devananda）、琳达·休伊（Lynda Huey）、小勒罗伊·佩里（Leroy Perry Jr.）、杰克·斯科特（Jack Scott）、拉里·佩恩（Larry Payne）、克雷格·尼尔森（Craig Nelson）、加里·克拉夫特索（Gary Kraftsow）、严·迪安斯凯（Yan Dhyansky）、史蒂夫·施拉姆（Steve Schram）、威廉·LaSassier（William LaSassier）、大卫·戈尔曼（David Gorman）、邦妮·班布里奇·科恩（Bonnie

Bainbridge Cohen）、莱恩·（Len Easter）、吉尔·达理（Gil Hedley）和汤姆·迈尔斯（Tom Myers）。我还要感谢我过去和现在的所有学生和客户，他们始终是提出最多考验的老师。

非常感谢为我们的图片摆好各种姿势的所有模特：艾米·马修斯（Amy Matthews）、阿拉纳·科恩菲尔德（Alana Kornfeld）、珍妮特·阿施凯纳斯（Janet Aschkenasy）、平川真理子（Mariko Hirakawa，我们的封面模特）、史蒂夫·鲁尼（Steve Rooney，他还提供了位于国际摄影中心 [International Center of Photography] 的工作室作为主要拍摄场地）、伊登·凯尔纳（Eden Kellner）、伊丽莎白·拉克特（Elizabeth Luckett）、德里克·纽曼（Derek Newman）、卡尔·霍洛维茨（Carl Horowitz）、J. 布朗（J. Brown）、乔迪·拉森（Jyothi Larson）、纳迪亚·诺丁汉（Nadiya Nottingham）、理查德·弗里曼（Richard Freeman）阿茱娜（Arjuna，即，罗纳德·施泰纳 [Ronald Steiner]）、埃迪·斯特恩（Eddie Stern）、肖恩·卡米诺夫（Shaun Kaminoff）和乌玛·麦克尼尔（Uma McNeill）。还要感谢克里希那马查瑜伽中心（Krishnamacharya Yoga Mandiram）授权使用 T. 克里希那马查（T. Krishnamacharya）的标志性照片作为大手印式（Mahamudra）和双腿并拢根式（Mulabandhasana）的图示参考。

感谢耶恩·哈里斯（Jen Harris）、艾迪亚·卡莱弗（Edya Kalev）、阿拉纳·克莱默（Alana Kramer）、莱昂德罗·维拉罗（Leandro Willaro）、鲁迪·巴赫（Rudi Bach）、詹娜·奥布莱恩（Jenna O'Brien）、莎拉·巴纳（Sarah Barnaby）以及全体教师、职员、学生和"呼吸项目"的支持者对本项目提供的宝贵支持。

雷斯利·卡米诺夫

我首先要感谢雷斯利的慷慨大度。自从他最初于 2003 年邀请我参加"呼吸项目"以来，他始终不渝地支持我的教学方法，向他的学生推荐我的课程和研讨会，并邀请我参与本书的创作。

他对一本关于瑜伽解剖学的书有一个很酷的想法，当他来找我帮助他实现这个想法时，我一点也不知道会有什么结果！在创作本书第一版和第二版的过程中，他和我曾有过很多次的谈话去质疑、挑战并阐述彼此的想法，以推敲并完善我们都必须提供的内容。

如今我之所以能够成为教育工作者，首先要感谢我的家人。我的父母都鼓励我要自己去提出问题并自己了解问题。我的父亲总是愿意给我进行解释，而我的母亲会鼓励我去查资料并想明白。从他们身上我学习到，我可以自己进行研究，并形成自己的想法……所有细节都不是微不足道的！

感谢那些鼓励我带着好奇心和热情去理解事物的所有老师：艾莉森·韦斯特（Alison West），在她的瑜伽课程中培养探索和研究精神；马克·威特威尔（Mark Whitwell），不断提醒我成为老师的原因。艾琳·多德（Irene Dowd），她的热情和严格；吉尔·赫德利（Gil Hedley），他对探索未知世界的志愿，并且仍然在深入钻研学习；还有邦妮·班布里奇·科恩（Bonnie Bainbridge Cohen），为她自己和学生树立榜样和同情心，并让她成为出色的教师。

有几个人在创作第二版的新素材的过程中提供了帮助。非常感谢克洛伊·颂·米斯纳（Chloe Chung Misner）阅读新章节的每一份草稿，并提醒我要相信自己的直觉。米歇尔·盖伊（Michelle Gay）仍然保持着强烈的求知欲，并且提出了非常有用的问题。"呼吸项目"的学生们继续激励我为师。"呼吸项目"的工作人员，特别是阿拉纳（Alana）、艾迪亚（Edya）、阿利森（Alyson）和艾丽西亚（Alicia），当雷斯利和我被该过程占用了大部分时间和精力时，他们完成了令人难以置信的工作，让该中心保持运作。

莎拉·巴马比（Sarah Bamaby）是一位非常难得的同事，一直帮助我细化在第二版中使用的体式素材，形成对图像的想法，并经常会提醒我真正想表达的内容。她还为索引准备材料，并完成每一步的校对工作。

我感谢在本书编撰过程中帮助过我的所有人：我最亲爱的朋友米歇尔（Michelle）和安斯利（Aynsley）；凯伦（Karen），她支持鼓舞我创作了第一版；我们的 BMC 夏季餐桌朋友圈、温迪（Wendy）、伊丽莎白（Elizabeth）和塔里娜（Tarina）；基德尼（Kidney）和被我要求停止询问这本书的所有人；以及接受我并给我提供反馈意见的BMC学生，特别是月影（Moonshadow）、乌灯（Raven-Light）、迈克尔（Michael）、露丝玛丽（Rosemary）和杰西（Jesse）。还要衷心感谢莎拉，她不断激励我在自己的生活和教学中去突破自己，并更有创意。

艾米·马修斯

前 言

本书绝不是对人体解剖学或广袤的瑜伽科学的详尽研究报告。也不可能有这样的书籍。这两个领域包含的细节信息可能是无穷尽的，其中既有宏观和微观的信息，根据各人的兴趣，所有这一切都充满了无穷的魅力，并且可能会很有用。我们的目的是向参与瑜伽的人（无论是学生还是教师）提供最有价值的解剖学细节。

真实的自我即实像的自我

瑜伽涉及了解我们内心深处的东西——真实的自我。这一追求的目标往往通过神秘的术语来表达，暗示着我们真实的自我存在于某个非物质面上。本书的立场极为不同，为了深入了解自己的内心，我们必须了解我们的身体结构。我们不仅会了解我们的解剖结构，还会直接体验到形成瑜伽核心概念的现实。这是精神体验的真正实像。在神秘（指用某些超感觉的手段所体现到的超自然现实的感知）和精神（来自拉丁语 spiritus，意思是呼吸，个人有生气的、感官的或维持生命的本能）之间，我们认为有着明显的区别。

之所以瑜伽和解剖学之间可以形成这种相互启发的关系，原因很简单：瑜伽最深层的理论以对人体系统构造的敏锐而深刻的理解为基础。瑜伽的主题是自我，而自我是肉体的一个属性。

练习、洞察和舍弃

我们所继承的古老教诲是通过对生活的各种表现形式进行观察而形成的。对人类的娴熟观察产生了瑜伽练习（克里亚瑜伽 [kriya yoga]）可能性，帕坦伽利（Patanjali）提出了克里亚瑜伽的经典阐述，而莱因霍尔德·尼布尔（Reinhold Niebuhr）则在其著名的宁静祷文中进行了重新表述。[1] 在这一练习中，我们调整自己对洞察（swadhyaya）的态度，将我们可以改变的事情（tapah）与我们不能改变的事情（isvara pranidhana）区分开来。

---

1 卡尔·保罗·莱因霍尔德·尼布尔（Karl Paul Reinhold Niebuhr, 1892–1971），美国神学家："我的上帝，请赐我宁静，去接受我不能改变的一切；赐我勇气，去改变我所能改变的一切，并赐我智慧，去分辨两者的不同。"

这不正是在瑜伽的背景下研究解剖学的一个主要动机吗？我们想知道自己的体内有什么，所以我们可以理解为什么有些东西比较容易改变，而另一些则显得很困难。我们应当付出多少能量去化解我们自身的阻力？我们什么时候应该考虑舍弃不太可能改变的东西？这两方面都需要努力。舍弃是一种意志行为。这些都是永无止境的问题，其答案似乎每天都在变化——正因如此，我们必须永远不要停止质疑自己。

在这种追求的过程中，有一点解剖知识可以大有帮助，尤其是我们的探究中也包括了呼吸这一主题。是什么让呼吸成为如此重要的瑜伽老师？呼吸具有自愿和自主的双重性质，因此在我们能否控制或改变什么的永恒探究中呼吸可以给予指引。如果我们渴望进步，都终将面对这一既个人化而又广泛存在的问题。

欢迎来到我的实验室

瑜伽为解剖学研究提供的背景植根于对我们的生命力量如何通过身体的运动、呼吸和心灵来表达自己。瑜伽这种古老的隐喻性语言来自于数百万名追随者长达数千年的解剖实验。所有这些追随者都有共同的实验室——他们的身体。本书提供对此实验室的导览，并描述设备的功能和产生洞察的基本过程。我们不是提供某个特定瑜伽体系的练习手册，而是在所有瑜伽体系的身体练习原则方面提供一个坚实的基础。

因为瑜伽练习强调呼吸与脊柱之间的关系，所以我们要特别注意这两个系统。瑜伽根据其与呼吸和脊柱之间的关系去审视所有其他身体结构，从而成为解剖学研究的基础。此外，我们尊重动态相互关联性的瑜伽观点，避免对姿势进行还原分析，也不会罗列由于长期练习这些姿势会获得哪些好处。

我们需要的东西早已存在

古代的瑜伽修行者认为，我们实际上有3个身体：肉体、精神和因果。从这个角度看，瑜伽解剖学研究的是能量在这3个身体的各层次之间的微妙流动。本书既不支持也不反驳这种观点。我们只是提供一个角度，当你在阅读本书时，你的心智与身体正处于引力场中的一呼一吸之间。在此过程中的巨大获益可以使你思考更清晰、呼吸更自如，并且行动更有效。其实，这正是我们进行瑜伽练习的出发点和定义：心灵、呼吸和身体的结合。

另一条古老的原则告诉我们，瑜伽练习的主要任务是消除会阻碍我们的系统自然运作的那些障碍。这听起来很简单，但与我们通常的感觉相反，我们往往认为出现问题是由于缺乏或失去了某种东西。瑜伽可以教给我们的是，我们的健康和快乐所需要的所有关键因素都已经存在于我们的系统中。我们只需要识别并解决会阻碍这些自然力工作的那些障碍，"像农夫凿开堤坝，让水流入需要灌溉的耕地一样。"[2] 不论其年龄、体质或柔韧性如何，这对于任何人都是好消息；只要有呼吸和心灵，就可以有瑜伽。

从摇篮到重力

我们并没有将人体的肌肉系统看成是一个由滑轮和支点组成的系统，需要充当重力的反作用力，而是将身体视为动态耦合的一系列螺旋管道、通道和腔室，它们可以从里面支持自己。

此种支持的一部分运作独立于肌肉活动及其代谢需求以外。我们将此原理称为"内在平衡"，并在脊柱、胸腹腔与骨盆之间联传的机械张力作用下得以观测。当这些结构所在的空腔中存在压力差时，我们的内脏器官将被张向胸腹腔内压力最低的区间。

为什么需要通过练习来学习如何利用内部支撑的这些深层次来源？在我们的一生中，直肌滑车和支点都在与重力的持续拉力进行对抗，因此会累积习惯性的张力，而我们呼吸模式的不断调节被用作调整内部情绪状态的一种方式。这些姿势习惯和呼吸习惯大多是无意识的，除非通过像瑜伽这样的练习将一些有意识的改变（tapah）引入到系统中。这就是为什么我们经常说瑜伽是一种受控的压力体验的原因。

在此背景下，体式的练习成为一种系统性探索，目标是去除对呼吸和姿势的更深层自行支撑力的阻碍。我们在本书的各体式章节中提供了有关校正、呼吸和意识的建议，以便帮助你进行这种探索。

与其将体式练习视作维持人体系统秩序的一种方式，我们更鼓励你运用体式去发现自然存在的内在规律。这并不意味着我们要忽视对齐、布局和顺序等问题。我们只是坚持认为，实现适当的调整是达成更好成果的一种手段，而不是成果本身。我们活着不是为了做瑜伽；我们做瑜伽，所以我们可以生活得更加轻松、欢悦和优雅。

---

2 选自帕坦伽利的"瑜伽经（Yoga Sutras）""第四品经文 3，参见《瑜伽之心（The Heart of Yoga:Developing Personal Practice）》，作者 T.K.V. 德斯卡查尔（Inner Traditions International，1995）。

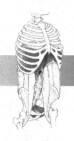

本章将从瑜伽的角度探讨呼吸解剖学，并以细胞作为起点。细胞是生命的最基本单元，可以向我们揭示无穷的瑜伽奥秘。事实上，我们可以通过观察细胞的形态和功能来推导出最重要的瑜伽概念。此外，我们理解一个细胞的基本规律后，就可以理解由细胞组成的任何东西（比如，人体）的基本规律。

从细胞开始的瑜伽课程

从单细胞植物到由数万亿细胞组成的动物，细胞都是生命的基本组成部分。由大约 100 万亿个细胞组成的人体在最初就是两个新生的细胞。

一个细胞由 3 部分组成：细胞膜、细胞核与细胞质。细胞膜隔离细胞的内部环境（由细胞质与细胞核组成）与外部环境（包含细胞所需的营养物质）。

营养物质渗透过细胞膜之后，它们被代谢并转化为能量，以支持细胞的生命功能。所有代谢活动都不可避免地产生废物，这是一个副产品，废物必须穿过相同的细胞膜回到外部环境。如果细胞在吸收营养物质或排出废物的能力方面出现障碍，就会导致细胞因饥饿或中毒而死亡。与细胞的这种功能活动相关联的瑜伽概念是 prana 和 apana。与支持该功能的细胞膜结构特性相关联的概念是 sthira 和 sukha。

Prana 和 Apana

梵语词 *prana* 衍生自前缀 *pra-*，表示"之前"，而 an 是一个动词，意思是呼吸、吹和生活。*prana* 指的是滋养生命的营养，但它也意味着吸收营养的动作。在本章内，该词指的是单一实体的机能生命过程。使用大写时，*prana* 是更通用的术语，可以用来指定创造生命力的所有表现形式。

所有的生命系统都需要力量的平衡，而与 prana 互补的瑜伽概念是 *apana*，衍生自 *apa*，意思是远离、离开或向下。Apana 指被排出的废物，以及排出这个动作。这两个基本的瑜伽术语（*prana* 和 *apana*）涵盖了从细胞到有机体的各个层面上的基本生命功能。

Sthira 和 Sukha

如果说 prana 和 apana 表达的是功能，那么细胞中必须存在什么结构条件才可以让营养物质进入，并且让废物排出呢？这是细胞膜的功能——此结构的渗透性必须刚好足够可以允许物质进出（参见第2页的图1.1）。如果细胞膜的可渗透性太高，细胞就会失去完整性，导致它因内部或外部的压力而破裂。

在一个细胞中，和在所有生命体中一样，平衡渗透性的原则是稳定性。反映这些极性的瑜伽术语是 *sthira* 和 *sukha*。在梵文中，*sthira* 意味着坚定、坚硬、坚实、紧凑、坚固、不浮动、耐久、

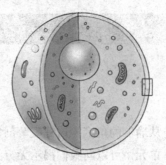
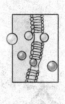

图1.1 细胞膜必须平衡可容度（稳定性）和可渗透性

持久或永久的。*sukha* 由两个词根组成：*su* 意为好，而 *kha* 意为空间。整个词的意思是轻松的、愉快的、宜人的、温柔的与柔和的。它也指安康、没有障碍的状态。

所有成功的生物都必须平衡可容度和可渗透性、刚性和塑性、持久性和适应性，以及空间和边界。生命就是通过这种平衡来避免因饥饿、中毒以及因内部或外部破裂所造成的破坏。成功的人造结构也表现出 sthira 和 suka 的平衡。例如，吊桥既要有足够的弹性去经受风和地震的考验，也要有足够的稳定性去支持其承重表面。此图片还涉及张力和压力的原理，这会在第2章中讨论。

Sukha 还意味着有一个良好的轴孔，表示在中心允许运转的空间。像轮子一样，人需要在自己的中心有良好的空间，否则，就不可能有正常运转的连接。

Prana 和 Apana 的人体通路：营养进，废物出

营养物质和废物在人体中的通路并不像细胞那么简单，但也没有复杂到不能用术语 prana 和 apana 来形容它们的程度。

图1.2 简单表示出我们吸收营养和排出废物的通路。它显示出，人体系统在顶部和底部是敞开的。我们在系统的顶部吸收 prana——固体和液体形式的营养。这些固体和液体进入消化道，在整个消化过程中移动，经过很多迂回曲折后，不断向下移动并最终将废物排出。这是排出废物的唯一通路，因为出口是在底部。很显然，作用于固体和液体废物时，apana 的力量必须向下移动才能出去。

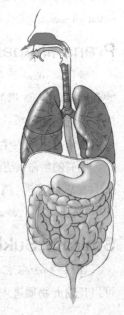

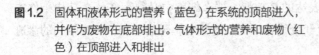
图1.2 固体和液体形式的营养（蓝色）在系统的顶部进入，并作为废物在底部排出。气体形式的营养和废物（红色）在顶部进入和排出

prana 也会以气体形式进入我们的身体：呼吸。像固体和液体那样，它从顶部进入，在那里它停留在膈上方的肺部中（参见图1.3），在肺泡与毛细管交换气体。在肺部的废气必须被排出，但排出的通路与进来的通路是相同的。作用于呼吸废气时，apana 的力量必须向上移动才能出去。apana 必须能够根据要作用在什么类型的废物上而随意地向上和向下运作。

逆转 apana 的向下动作，这是一种很有用的基础技能，可以通过瑜伽练习来掌握，但大部分人如果没有经过训练是无法做到

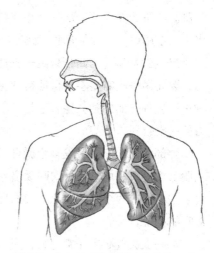

图 1.3 空气被吸入和排出人体的通路

的。人们习惯于在操作自己的 apana 时向下推。许多人都学到，只要有东西需要被排出体外，人体就必须向内挤，向下推。这就是为什么大多数初学者在被要求完全吐气时，他们的呼吸肌肉活动就好像在小便或大便时一样。

Sukha 和 Dukha

prana 和 apana 在身体内必须有一种健康的可逆关系；因此，人体的通路必须清除阻碍力量。就瑜伽而言，我们的呼吸组织必须保持 sukha 状态，直译为良好的空间。不好的空间被称为 dukha，衍生自 dus（意思是不好、困难或硬）和 kha（意思是空间）。它一般翻译为痛苦、不安、不舒服、不愉快和困难。

该模式指出了所有经典瑜伽练习的基本方法，其目的是发现并解决堵塞或障碍物（kleshas[1]），以改善功能。从本质上讲，我们腾出更多良好的空间时，我们吸收营养的力量就可以自由流动，并恢复正常的、健康的功能。

现代的瑜伽疗法大师 T.K.V. 德斯卡查尔常说，瑜伽疗法可以清除 90% 的废物。

因为呼气是从系统中清除废物的行为，实现这种认识的另一种可行的方法是，如果我们注意呼气，吸气就会自动完成。如果我们摆脱了不想要的物质，就可以为需要的物质腾出空间。

出生于呼吸和重力环境

胎儿在子宫内，母亲进行呼吸活动。她的肺部将氧气输送到子宫和胎盘。氧气从那里到达脐带，脐带将大约一半的含氧血液送到下腔静脉，而另一半则进入

1　Klestr 的意思是，引起疼痛或痛苦的东西。

肝脏。心脏的左右两个部分互相连接，绕过肺部，肺部保持休眠状态，直到孩子出生。不用说，人类胎儿血液循环与子宫外循环有很大的不同。

出生就意味着与脐带分离——这条生命线已维持了胎儿九个月的生命。突然间，婴儿第一次需要参与保证持续生存的行为。第一次完成这些动作就宣布了在物理和生理方面的独立性。这是第一次呼吸，并且是一个人一生中最重要、最有力的一次吸气。

肺部的初次充气触发整个循环系统的巨大变化，循环系统先前的工作方式是从胎盘接受氧和血。第一次呼吸会导致大量血液涌进肺部，心脏的左右两部分各自独立，形成两个泵，胎儿血液循环的专用血管则关闭、封锁，并成为支持腹部器官的韧带。

第一次吸气必须非常有力，因为它需要克服先前不活动的肺组织的初始表面张力。克服这种张力所需的力量比正常吸气的力量大 3 到 4 倍。

在出生的那一刻所发生的另一个彻底的逆转是，在空间中突然体验到体重。在子宫里面的时候，胎儿在一个减震、有支撑的、充满液体的环境中。突然，孩子的整个空间扩大——四肢和头部可以自由活动，婴儿在重力环境中必须得到支撑。

由于成人包裹着婴儿，并带着他们到不同的地方，在生命的早期，稳定性和移动性似乎并不是那么重要的问题。事实上，婴儿在第一次呼吸后就马上开始形成自己的姿势，他们要开始吃奶。呼吸、吮吸和吞咽要同时进行，如此复杂的、协调的动作最终为他们提供了强壮的实力来完成其第一个姿势技能——支撑头部的重量。考虑到婴儿的头部构成全身长度的四分之一，而成年人则是八分之一，这对于婴儿来说实在不是件小事。

头部支撑涉及众多肌肉的协作，并且与所有承重技能一样，关系到运动与稳定之间的平衡。姿势的形成从头部继续向下，直到大约一年后，婴儿开始走路，最终在大约 10 岁时完成腰椎曲线（见第 2 章）。[2]

想在地球上拥有健康的生命，就需要呼吸和姿势、prana 和 apana 以及 sthira 和 sukha 之间有密切协调的关系。如果这些功能的其中一个出现问题，根据其定义，其他功能也会出现问题。有鉴于此，可以将瑜伽练习看作是协调身体各个系统的一种方式，因此我们有更多的时间保持在 sukha 的状态，而不是 dukha。

总之，从出生的那一刻起，人类就要面对呼吸和重力，这是在子宫内不存在的两种力量。为了茁壮成长，只要我们在这个星球上呼吸，我们就需要协调这些力量。

---

2 肺表面活性物质的存在有助于肺部的初始充气，这种物质降低了僵硬的新生儿肺部组织的表面张力。由于肺表面活性物质是在子宫内生活的末期才产生，早产的婴儿（妊娠 28 周前）会很难呼吸。

呼吸定义：两腔中的运动

在医学文献的传统定义中，呼吸是将空气吸入和排出肺部的过程。这个过程（空气流入和流出肺的行程）是运动；具体地讲，它是在人体空腔中的运动，我将之称为形状变化。因此，针对这种探索，我们的定义如下：

呼吸是人体的空腔的形状变化。

图 1.4 是人体的简化图示，可以看到，躯干包含两个空腔，即胸腔和腹腔。这些空腔有一些共同的特点，也有重要的区别。两者都包含重要器官：胸腔中有心脏和肺，而腹腔中有胃、肝、胆、脾、胰、小肠、大肠、肾和膀胱。

两个空腔都有一端向外部环境敞开——胸腔的开口在顶部，而腹腔的开口在底部。空腔通过一个重要的共用的分隔结构（膈）来对彼此敞开。[3] 另一个重要的共同点是，两个空腔均由脊柱在后方联结。这两个空腔也具有同样的动作特点——它们会改变形状。这种形状变化的能力与呼吸有最密切的关系；如果没有这种动作，身体完全无法呼吸。

虽然腹腔和胸腔都改变形状，但两者存在一个重要的结构差异。

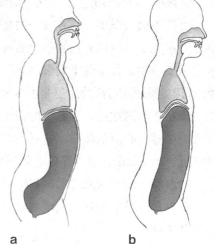

a   b

图1.4 呼吸时（a）吸气和（b）呼气之间的胸腹形状变化

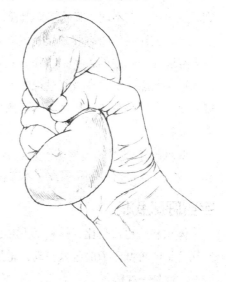

图1.5 水囊改变的是形状，而不是体积

水囊和手风琴

腹腔改变形状就像一个有弹性的、充满液体的结构，例如，水囊，如果挤压水囊的一端，另一端就会凸起（图 1.5）。

这是因为，水是不可压缩的。手的挤压动作只是将固定体积的水从有弹性容

3　膈中的 3 个开口（hiati，是 hiatus 的复数形式）是用于对下半身的动脉供应（主动脉裂孔）、从下半身到心脏（下腔静脉）和食道（食管裂孔）的静脉回流。裂孔（Hiatus）是拉丁文 hiare 的过去分词——站着张开嘴或打哈欠。

器中的一个区域移动到另一个区域。

呼吸运动压缩腹腔时，也适用同样的原理；在一个区域中的挤压导致另一个区域的隆起。

在呼吸的情况下，腹腔改变的是形状，而不是体积。在除了呼吸以外的其他生命过程中，腹腔确实会改变体积。如果喝下大量的液体，或吃一顿大餐，腹腔的总体积会增加，这是由腹部器官（胃、肠、膀胱）扩张所造成的。腹腔中的任何体积增加都会导致胸腔减少相应的体积。这就是为什么在大量进食之后、排便前或怀孕时都会更难以呼吸。

与腹腔不同，胸腔的形状和体积都会改变；它的行为就像一种有弹性的充满气体的容器，类似于手风琴风箱。

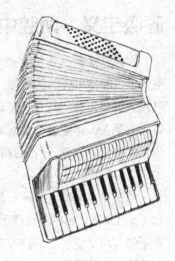

图 1.6 手风琴的形状和体积都会改变

如果挤压手风琴，风箱的体积就会被减少，空气就被逼出来。如果拉开风箱，它的体积增加，空气被拉进去（图 1.6）。这是因为，手风琴是可压缩和可扩张的。胸腔也一样，它不同于腹腔及其内容，在呼吸时，胸腔可以改变其形状和体积。

现在，让我们将胸腔和腹腔想象成一个手风琴放在水囊上面。这幅图表示了两个空腔在呼吸中的关系；在其中一个空腔中的运动将必然导致在另一个空腔中的运动。回想一下，在吸气过程中（形状改变，使得地球的大气压力可以将空气推入肺部），胸腔的体积增大。这就会向下推压腹腔，腹腔因来自上方的压力而改变形状。

通过将呼吸定义为形状变化，就非常容易理解何谓有效的呼吸或阻塞的呼吸——它仅仅是指界定和围拢身体的空腔的结构是否有能力改变形状。

宇宙呼吸我们

体积和压力成反比；体积增大时，压力降低，体积减小时，压力增大。因为空气总是向较低压力的区域流动，增加胸腔内的体积将减小压力，并导致空气流进去。这是一次吸气。

需要注意的是，不管在吸气时有何感觉，实际上并没有将空气拉进人体，这一点非常重要。相反，是始终在身边的大气压（每平方英寸 14.7 磅，即 1.03 公斤/平方厘米）将空气推进人体的。这意味着，让空气进入肺部的实际力量来自于身体的外部。在呼吸中所消耗的能量造成形状变化，降低在胸腔中的压力，并允许地球大气的重力将空气推进人体。换句话说，人体创造了空间，而宇宙填充了它。

在睡觉时那种放松、平静的呼吸中，呼气是这一过程的被动逆转。胸腔和肺组织（在吸气过程中已被拉开）弹回到它们的初始体积，将空气压出，并恢复到先前的形状。这被称为被动回缩。这些组织的弹性减少就会导致身体被动呼气的能力下降，从而产生多种呼吸问题，如肺气肿和肺纤维化，这些疾病会极大地破坏肺组织的弹性。

在涉及主动呼气的呼吸模式中，如吹灭蜡烛、说话、唱歌以及进行各种瑜伽练习，围绕两个空腔的肌肉组织收缩，使得腹腔被向上推入胸腔，或胸腔被向下压入腹腔，或两者的任意组合。

呼吸的三维形状变化

因为肺在胸腔中占据一个三维空间，此空间的形状变化，以使空气流动时，它会三维地改变形状。具体而言，吸气会导致胸腔的体积从顶端至底部、从一侧到另一侧、从前到后都增加，而呼气则导致其体积在这 3 个维度的缩小（参见图 1.7）。

由于胸腔的形状变化与腹腔的形状变化是密不可分的，也可以说，腹腔的形状（而非体积）变化也有 3 种维度——可以从顶部至底部、从一侧到另一侧，或从前到后地挤压它（参见图 1.8）。在一个活着的、有呼吸的身体中，如果腹腔形状没有改变，胸腔形状就不会发生变化。这就是为什么腹部的状况对我们的呼吸质量有如此大的影响，为什么我们的呼吸质量对腹部器官的健康会产生巨大的影响。

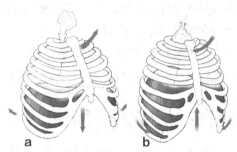

图 1.7 胸腔形状在（a）吸气和（b）呼气时的三维变化

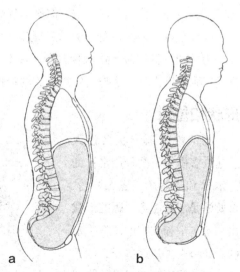

图 1.8 呼吸过程中腹腔的形状变化：（a）吸气时，脊柱伸展，（b）呼气时，脊柱弯曲

呼吸的扩展定义

根据我们到目前为止所掌握的信息，呼吸的扩展定义如下。

呼吸是将空气吸入和排出肺部的过程，是由胸腔和腹腔的三维形状变化所引起的。

以这种方式定义呼吸，不仅解释了它是什么，还解释了它是如何进行的。作为一个思想实验，试试这个：每当讨论呼吸时，用术语"形状变化"替换单词"呼吸"。例如，"我刚才完成了一次非常好的呼吸"其实表示，"我刚才完成了一次很好的形状变化。"更重要的是，"我呼吸困难"的真正含义是，"我无法改变自己的空腔的形状"。这个概念有深刻的治疗意义，因为它告诉我们从哪里开始寻找呼吸和姿势问题的根源，并最终引导我们检查位于身体的两个主要空腔背面的可变形的支撑结构——脊柱，这将在第 2 章中讨论。

瑜伽教义中的一个关键发现是，脊柱运动是空腔的形状变化活动（呼吸）的固有组成部分。这就是为什么在瑜伽练习中有很大的一部分涉及协调脊柱的动作来配合吸气和呼气的过程。

学生被要求在脊柱伸展时吸气，并在脊柱弯曲时呼气，这是有原因的。基本上，脊柱伸展的形状变化是一次吸气，而脊柱弯曲的形状变化是一次呼气。

膈在呼吸中的作用

膈是单一肌肉，能够自己产生呼吸的所有三维运动。这就是为什么几乎所有的解剖书都将膈描述为呼吸的主要肌肉。让我们将膈添加到我们对呼吸的形状变化定义，以开始我们对这一重要肌肉的探索。

膈是导致在胸腔和腹腔中的三维形状变化的主要肌肉。

为了理解膈如何导致形状改变，很重要的是要检查其形状和在体内的位置；它连接到哪里；有什么与它连接；它的动作以及它与呼吸的其他肌肉的关系。

形状和位置

膈的深圆顶形状会让人想起许多图像。两种最常见的是水母和降落伞（图 1.9）。重要的是需要注意，膈的形状由它所包围和支撑的器官决定的。如果失去与这些器官的关系，它的圆顶就垮了，就像绒线帽没有戴在头上那样。同样明显的是，膈具有非对称的双

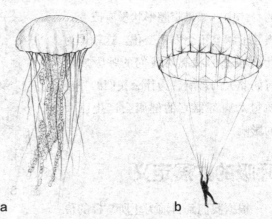

a   b

图 1.9 膈的形状让很多人想起（a）水母或（b）降落伞

圆顶形状；右侧圆顶比左侧高。肝脏从右圆顶的下方向上推，而心脏则从左圆顶的上方向下推（见第9页图1.10）。

膈把躯干划分为胸腔和腹腔。它是胸腔的底部和腹腔的顶部。其结构延伸穿过身体的宽截面。最上面的部分到达第3和第4根肋骨之间的空间，并且最低的纤维连接到第3和第2节腰椎的正面；从乳头到肚脐是另一种描述方式。

膈的肌肉附件

肌肉附着在起端和附着端。起点或插入点的确定取决于两个因素：结构和功能。

- 在结构上，最接近身体核心的肌肉端（近端）通常称为起端。远端是指在相对外围的位置连接的肌肉端，通常称为附着端。

- 在功能上，收缩时更稳定的肌肉端被称为起端，而移动更多的一端为附着端。

尽管这似乎是有道理的（近端结构通常比远端更稳定），但这只有在某些时候才是对的，我们会在第4章中进一步探讨。例如，在空间中移动身体时，如果核心移动，而四肢固定，则功能的起端和附着端交换。

将空间移过身体的肌肉（膈）具有准确无误的三维形态和功能，这使得它的起端和附着端是不容更改的。在我们开始探讨其肌肉纤维的附件时，为了避免混淆，我们简单地称之为膈的下附件和上附件。

下附件

膈的纤维的下边缘连接在4个不同的区域。传统的文献只列出3个区域：胸骨、肋骨和腰椎（参见图1.10）。

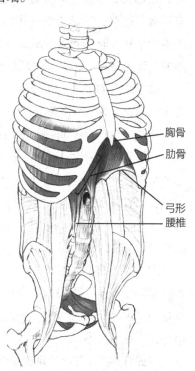

胸骨

肋骨

弓形

腰椎

图1.10 膈肌的附件

1. 胸骨——在胸骨底部的剑突背面。

2. 肋骨——第6至10根肋骨的内肋软骨表面。

3. 弓形——从第10根肋骨一直到腰椎的弓状韧带[4]，沿途连接着背浮肋（第11和12根肋骨），以及L1的横突和本体。

4. 腰椎——在腰椎前方的下肢（拉丁语为crura），L3在右侧，L2在左侧。

4　传统的文献单独标记弓状韧带与所提到的骨表面末端连接的每个弧。在解剖中，当弓状韧带被剥离这些附件时，它清楚地向外伸展成一条直的韧带。

上附件

膈的所有肌肉纤维在体内从它们的下附件向上升。它们最终到达肌肉的扁平的水平顶部，即中央肌腱，它们在那里连接在一起。从本质上说，膈连接到它本身——它自己的中心，是纤维状的非收缩组织。中心肌腱在身体内的垂直运动受到其与心脏的纤维心包之间的有力连接的限制，两者有着不可分割的联系。

传统的文献将下附件作为肌肉的起端，将中央肌腱作为附着端。下文是我们对这个假设的重新评估。

挑战起端和附着端的传统定义

正如我们将在本章后面看到，呼吸教师们对膈的动作有许多困惑。为什么会有这么多困惑，它是从哪里开始的呢？一个主要因素可能是，在解剖学文献中，对膈的结构性起端和附着端的标记一直是错误的。这就造成了功能上的混乱，在膈的纤维收缩时，到底哪一端肌肉是不动的，哪一端会移动。

关于结构的假设 在结构方面，传统的解剖学文献将膈作为其下附件的起端，将中央肌腱作为其附着端。细看之下，这种分类是行不通的。

让我们来看看这对于膈的下附件的位置是否适用（见第 9 页图 1.10）。如果把自己的指尖放在胸骨的底部，通常可以摸到剑突的末端。然后，可以让手指顺着自己的肋软骨边缘扫过去，从那里绕过背部到达背浮肋的区域，然后到达腰椎的顶部。

在顺着自己的身体所触摸的每一点上，指尖距离膈在胸骨、肋骨、弓形或腰椎等区域的附件只有 1/4 英寸（约 0.6 厘米），最多不超过 1 英寸（约 2.5 厘米）。手指在身体的表面，并没有靠近它的核心，而刚才追踪的附件也没有靠近身体的核心。

现在，让我们来看看是否可以追踪膈的上附件。你可以让自己的指尖接近中心肌腱吗？不能，因为它在身体的核心。事实上，心脏是靠它固定的。将此结构描述为"中心"是恰当的，这就是为什么使用通常保留给远端结构（附着）的术语会让人更加困惑。

下部纤维 膈的下部肌肉纤维附着到有弹性的软骨和韧带。剑突的底部大多是软骨。肋软骨是有弹性的、柔韧的，并且有许多关节将它连接到肋骨，这些关节属于构成胸廓关节的 100 多个关节。弓状韧带是附着于背浮肋末端的一条长长的、粘稠的带。腰椎的前表面覆盖有前纵韧带，被固定到软骨椎间盘的前表面以及腰椎的前表面。

假设胸廓被允许自由移动，我们可以提出有力的论据去说明膈的这些下附件有相当大的移动潜力。在涉及腰部运动和腰肌动作的情况下，甚至连下肢也有这种潜力，因为它们共用上腰部的附件。

上部纤维 膈的中心和心脏从来没有分开。在我们的胚胎发育中，最终成为中央腱的组织实际上源于胸腔外部。在此早期阶段，它被称为横隔，并且它位于原生心脏组织的附近。在子宫内第 4 周时，胚胎的结构向内折叠，心脏和横膈一起移动到胸腔里面。一旦横膈到达这个位置，膈的肌肉组织就从腹壁的内表面向着它生长。因此，中心肌腱与心脏的关联是膈的原始形态，并进一步证明应将它标记为起端。

由于它被牢牢地固定到心脏，中心肌腱那些坚韧的纤维组织在胸腔内垂直移动的能力有限（1/2 到 1 英寸）。因此，最接近中心肌腱的膈的上肌附件只有极少的移动可能性。但是，中心肌腱两侧升起的肌肉圆顶都确实有能力将腹腔脏器大力向下推，并且这个动作（不是中心肌腱本身的向下运动）主要负责让上腹部隆起，通常被称为"腹式呼吸"。

结论 综上所述，我们的结论是，传统的文献将膈的起端和附着端的结构性标记倒过来了，将远端结构（下附件）定义为起端，而将近端结构（上附件）定义为附着端。这种结构上的混乱导致功能上的混乱，因为前提假设肌肉的附着端是移动的，而肌肉的起端是固定的。我们很快会探讨这一点。

有机关系

研究膈的起端和附着端使我们能够理解它被连接到什么结构。但不同于其他肌群，有很多结构会连接到膈。这正是术语"有机关系"的意思。

作为胸腔和腹腔的主要推动者，膈是包围着胸部器官和腹部器官的结缔组织的固定点。用 3 个 P 就可以很容易记住这些重要结构的名称。

- 胸膜（Pleura），包围着肺。
- 心包（Pericardium），包围着心脏。
- 腹膜（Peritoneum），包围着腹部器官。

应该清楚的是，这些空腔的形状变化活动对它们所包含的器官的运动有深远的影响。膈是这些运动的基础来源，但内脏对于膈来说也是阻力和稳定的来源。这种此消彼长的关系解释了，为什么通过瑜伽练习提升呼吸和身体的协调运动最终会导致整体健康水平和身体所有系统功能都有显着改善。

膈的动作

重要的是要记住，膈的肌肉纤维走向主要沿着身体的纵（上下）轴（参见图 1.11）。

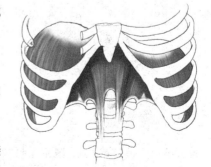

图 1.11 膈的肌肉纤维都纵向地从它们的下附件连接到中心肌腱

如同所有的肌肉那样，膈的收缩纤维将其两端（中心肌腱和胸廓的底部）拉向彼此。这个动作是呼吸的三维胸腹形状变化的根本原因。

因为膈具有多维的动作，它产生移动类型取决于其附着的哪个区域是固定的，哪个区域是移动的。

我们用更明显的动作来说明这一点，腰大肌让髋部弯曲的方式有两种，一是将腿移向脊柱的前部（如单腿站立并弯曲另一侧的髋部），二是将脊柱的前部向腿移动（如直腿仰卧起坐）。在这两种情况下，腰大肌都会收缩，并使髋关节弯曲。不同的是，肌肉的哪一端是固定的，哪一端是移动的。不用说，固定的躯干和移动的腿，与移动的躯干和固定的腿，两者看起来有很大区别。

膈式呼吸的多样性

正如可以将腰大肌视为"大腿移动器"或"躯干移动器"，也可以将膈想象为"腹部膨胀器"或"胸廓升降机"（参见图1.12）。膈的肌肉动作经常与上腹部的膨出运动有关，这通常被称为腹式呼吸（英文为 belly breath 或 abdominal breath），并与所谓的膈式呼吸相混淆。这仅仅是膈式呼吸的其中一种类型，其中胸廓（下附件）的底部是固定的，而圆顶（上附件）是移动的（参见图1.13a）。

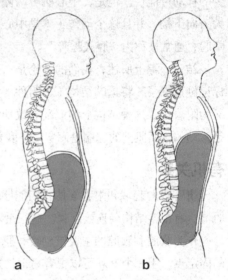

图1.12 膈可以是（a）腹部吸入时的"腹部膨胀器"，或（b）胸部吸气时的"胸廓升降机"

如果我们颠倒这些条件，固定上部圆顶而放松胸廓，那么，膈收缩会导致胸

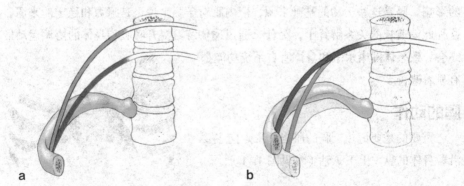

图1.13 （a）胸廓固定，腹部肌肉放松，膈的收缩降低上附件；（b）胸廓放松，腹部的动作固定上附件，收缩的膈将胸廓向上提

廓膨胀（参见图 1.13b）。这就是所谓的胸部呼吸，许多人认为这是由膈以外的肌肉动作引起的。这种错误的想法造成了人们错误地将呼吸分类为膈式呼吸和所谓的"非膈式"呼吸。

这个错误有一个不幸的结果，很多接受呼吸训练的人表现出胸部运动，而不是腹部运动，他们被告知，他们没有使用膈，这种说法是完全错误的。除了在瘫痪的情况下，呼吸时始终会用到膈。真正的问题是，膈是否能够有效地工作，这意味着它与影响形状变化的所有其他肌肉是否可以很好地协调。瑜伽练习可以帮助的正是这种协调。

如果有可能放松围绕我们的空腔的所有肌肉动作，膈的动作可能会导致胸部和腹部同时运动。这种情况极少发生，由于需要在重力环境中稳定身体，所以许多稳定呼吸的肌肉（这些肌肉也会影响姿势）在呼吸的所有阶段中都要保持活动，即使是在仰卧的姿势时也一样。从这个角度而言，我们的姿势习惯就等同于我们的呼吸习惯。

三维形状变化的引擎

我们在瑜伽体式或呼吸练习（梵文为 pranayama）中遇到的特定模式源于可以改变空腔形状的辅助肌肉（除了膈以外的其他肌肉）的动作。它们与膈的关系就如同汽车的转向机构与其引擎的关系一样。

引擎是汽车的原动机。与汽车的操作相关联的所有机械和电气的动作都是由引擎产生的。同样地，呼吸的三维胸腹形状变化主要由膈产生。

在开车时，我们可以直接控制的唯一引擎功能只是它的旋转速度。推油门踏板使引擎旋转速度加快，而释放踏板则使得它旋转速度放慢。呼吸时，对膈直接进行的唯一意志控制是它的时机。它发动时，我们在一定范围内可以控制，但是当它停止收缩时，被动的反冲会造成呼气，就像松开脚的时候，汽车的油门踏板会向上弹起，使汽车减速。

控制形状变化

每个人都知道，不是只靠引擎来控制汽车。为了将引擎的力量输送到某个特定方向，需要传动装置、制动器、转向装置和悬架。同样，我们不是只靠膈来控制呼吸。为了控制呼吸的力量并引导它进入特定的模式，需要辅助肌的协助。

从引擎这个类比可以看出，通过训练膈来改善呼吸功能这个概念是有缺陷的。毕竟，如果只学习如何使用油门踏板，并不会成为更好的司机。在驾驶员培训中掌握的大多数技能都与协调汽车的加速度、转向、制动和对周围环境的意识有关。同样，呼吸训练其实是辅助肌的训练。只有当身体的所有肌肉组织都协调，并且与膈的动作成为一体时，呼吸才可以实现应有的效率和效果。

认为膈肌动作仅限于腹部膨胀（腹式呼吸）的理解是不准确的，就如同断言引擎只能让汽车前进，而另一些独立的动力源会支配倒车运动。关于汽车的这种错误说法源于不了解汽车的引擎与其传动装置的关系；而呼吸的错误观念源于不理解膈与胸廓运动和辅助肌的关系。

还有一个相关的错误，就是将腹部运动等同于正确的呼吸，将胸部运动等同于呼吸不当。这种想法很傻，就像认为汽车在任何时候都只向前开就是最好的。如果驾驶一辆没有倒车挡的汽车，最终就会被困在某个地方。

呼吸的辅助肌

虽然普遍承认，膈是最重要的呼吸肌肉，但对参与呼吸的其他肌肉也有多种不同的，有时甚至相互冲突的分类方法。通过重新陈述我们对呼吸的定义，我们可以将辅助肌定义为，除了膈以外的能够导致空腔形状变化的任何肌肉。形状变化是否会导致吸气（增加胸腔体积）或呼气（减少胸腔体积）并不重要，因为控制吸气和呼气的肌肉在呼吸的任何阶段中都是紧张的。

让我们用这个角度来分析几种呼吸类型之间的异同。

在腹式呼吸中，膈的肋软骨附件由将胸廓向下拉的肌肉固定：肋间内肌、胸横肌等等（见下页的图 1.15 和 1.16）。这些肌肉一般被分类为呼气肌肉，但在这里，它们积极参与吸气的过程。

在胸式呼吸中，膈的上附件由下部的腹肌固定，这些肌肉也被视为呼气肌肉，但在这种情况下，它们的动作明确地产生一种吸气模式。应当指出的是，在胸式呼吸和腹式呼吸中，都必须有一个区域的辅助肌被放松，而另一个区域的辅助肌是紧张的。在腹式呼吸中，腹壁放松，在胸式呼吸中，所谓的胸廓降肌必须放松。

在 kapalabhati（kapala 的意思是头骨，bhati 的意思是光线或闪耀）净化技巧中，自愿地用力呼气是重点，胸廓的底部需要被升起，并保持打开，以使下腹部能够自由地、有节奏地改变形状。这里，"吸气"的肋间外肌在呼气过程中保持紧张。

腹部和胸部的辅助肌

腹腔及其肌肉组织可以被想象成一个水囊，整个都被朝各个方向连接的弹性纤维包围着（图 1.14）。

与膈肌的收缩相呼应，这些纤维的缩短拉长就会带来无数种与呼吸相关的形状变化可能。因为在吸气

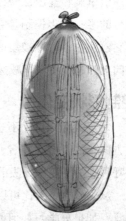

图 1.14　腹腔的形状变化（类似于水囊）由连接到各个方向的许多层肌肉进行调节

过程中，膈的张力增加，一些腹部肌肉的张力必须降低，使膈可以移动。如果同时收缩所有腹部肌肉，并尝试吸气，就会发现，这是相当困难的，因为限制了腹部改变形状的能力。

腹部肌群不仅仅是通过限制或允许腹腔形状的变化来影响呼吸。因为这些肌肉也直接连接到胸廓，它们也直接影响胸廓改变形状的能力。

对呼吸有最直接影响的腹部肌肉是与膈连接在同一个地方的肌肉，即腹横肌。腹壁最深的这一层源于在胸廓内表面底部的肋软骨。腹横肌的纤维与膈肌的纤维相互交叉（交织）呈直角，膈肌的纤维垂直上升，而腹横肌的纤维则是水平的（参见图 1.15）。这使得腹横肌成为对膈扩张胸廓这个动作的直接拮抗肌。同一层的横向纤维将此动作向上延伸进后胸壁，作为胸横肌，即胸骨的降肌。

腹壁的其他层次与胸腔也有相似的对应关系。腹外斜肌对应肋间外肌，腹内斜肌对应肋间内肌（参见图 1.16）。在所有这些胸腹肌肉层中，只有肋间外肌能够增加胸腔体积。所有其他肌肉层要么向上推胸廓，要么向上推膈的上附件，都会造成胸腔体积减少。

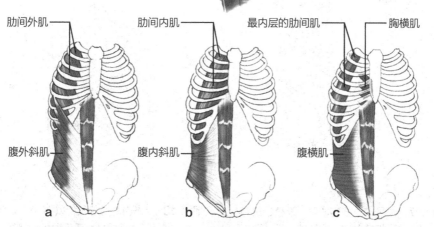

图 1.15 胸壁后视图，显示膈的起端与腹横肌彼此交叉，形成完美直角。这显然是一个"主动肌 -拮抗肌"配对，是 prana 和 apana 这两个瑜伽概念的结构性基础的"吸气 -呼气"肌肉对

胸横肌

膈

腹横肌

肋间外肌　　　　肋间内肌　　　　最内层的肋间肌　　　胸横肌

腹外斜肌　　　　腹内斜肌　　　　腹横肌

a　　　　b　　　　c

图 1.16 腹部和肋间层的连续性显示（a）腹外斜肌如何变成肋间外肌，（b）腹内斜肌如何变成肋间内肌，以及（c）腹横肌如何变成胸横肌及最内层的肋间肌

其他辅助肌

　　胸部、颈部和背部的肌肉可以增加胸廓的体积（参见图 1.17 和 1.18），但它们所产生的效果远远不如膈与肋间外肌。这种低效是由于这些肌肉的位置与连接无法在胸廓上提供良好的杠杆，并且这些肌肉通常的作用并不是支持呼吸。它们的主要作用是支持头、颈、肩胛带和手臂的动作——要求其近侧（朝向身体的核心）保持固定且远侧（向身体的外周）移动的动作。为了让这些肌肉能够扩大胸廓，这种关系必须被倒转；必须用更多肌肉固定远端附着，以便近端的起端可以活动。这使得这些肌肉成为效率最低的辅助肌，考虑到辅助呼吸所需的肌肉紧张程度，在氧合作用中的净收益使得它变成一项失败的能量投资。这就是为什么改善呼吸时，我们会观察到辅助机制的紧张程度下降，膈凭借其极高效的形状变化能力，尽可能无阻碍地工作时，就可以改善呼吸。

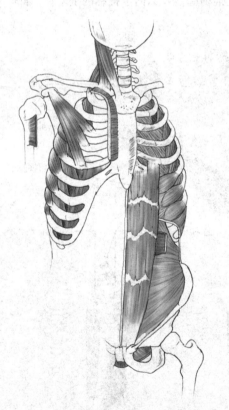

图 1.17 呼吸的一些辅助肌：蓝色的肌肉动作可以减少胸腔的体积，而红色的肌肉有助于增加胸腔的体积

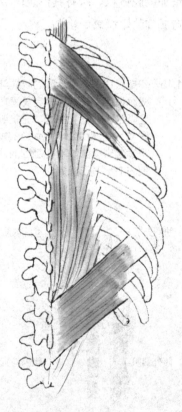

图 1.18 后锯肌：上后锯肌（红色）辅助胸腔体积增大；下后锯肌（蓝色）辅助胸腔体积减少

其他两个横膈

除了呼吸膈肌以外，呼吸还涉及到盆腔横膈及声带横膈的协调运动。瑜伽练习者特别感兴趣的是 mula bandha，也称为"会阴收束法"（mula 的意思是牢牢地固定或根，而 bandha 的意思是收束、粘结或捆绑），这是在盆底肌中产生的提升动作（如图 1.19 所示），盆底肌还包括腹部深层的下部纤维。mula bandha 是将 apana 向上移动，并固定膈的上附件的动作。在进行这种收束时吸气，就需要放松腹壁上部的附件，允许膈向上提升胸廓的底部。这个提升动作被称为 uddiyana bandha，也称为"收腹收束法"。

重要的是要注意，mula bandha 中不涉及会阴部的较浅层肌肉纤维，因为它们并不是盆底的高效提升肌肉。它们也包括肛门括约肌和尿道括约肌，与 apana 的向下运动（排出固体和液体形式的废物）相关联，如图 1.20 所示。

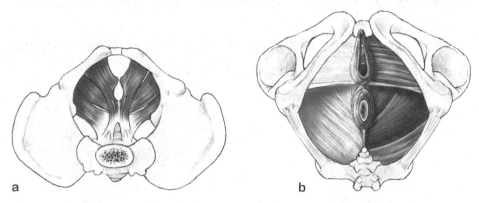

a   b

图 1.19 （a）俯视盆腔横膈最深层的肌肉；（b）仰视盆底，显示浅层和深层肌肉的走向。层次越浅，越倾向于左右走向（从一侧坐骨到另一侧坐骨）；层次越深，越倾向于前后走向（从耻骨联合到尾骨）

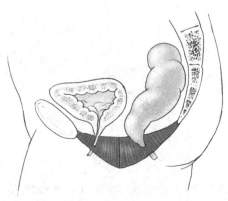

图 1.20 较浅的会阴纤维（参见图 1.19B）的动作与肛门括约肌和泌尿生殖括约肌相关联

声带横膈

通往呼吸通道的大门是声门，如图 1.21 所示，这不是一个结构，而是声襞（声带）之间的一个空间。

瑜伽练习者都习惯于以呼吸、声音和姿势为基础，通过多种方式去调节这个空间。在休息时，控制声带的肌肉可以放松，使声门既没有受限，也没有扩大（参见图 1.22a）。在睡眠和较放松的恢复性瑜伽练习中会出现这种状态。

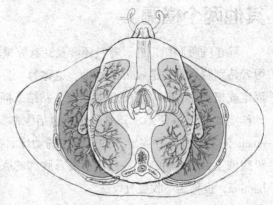

图 1.21 空气流入和流出肺部的通路，显示出声襞的位置

在进行 kapalabhati 或 bhastrika（bhastra 的意思是风箱）等涉及快速的深呼吸动作的呼吸练习时，拉开声带（外展）的肌肉收缩，为空气流动创造更大的通道（参见图 1.22b）。

诵经、唱歌或说话时，声带被拉到一起（内收），因此，呼出的空气被迫穿越它们时，它们会振动。这种振动称为发声（参见图 1.22c）。

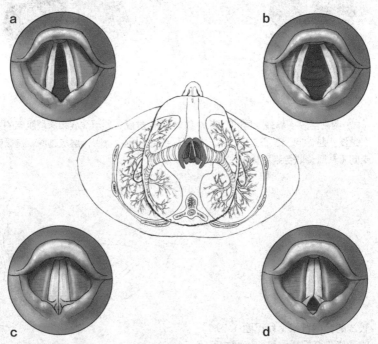

图 1.22 声襞的姿势和位置：（a）放松的姿势，（b）用力呼吸时最大限度地张开，（c）讲话（发声）时关闭，（d）耳语音（也称 ujjayi）时微微张开

练习要求长而深的,较慢的呼吸时,声门可以部分关闭,只在声带的后面留有一个小开口(参见图 1.22d)。这与耳语音的动作相同;在瑜伽中,它被称为 *ujjayi*,胜利的气息(*ud* 的意思是流出,*jaya* 的意思是胜利或成功)。这一动作也在身体中提供了更大的姿势支持,我们将在下一节中探讨这一点。

收束

在协调吸气和呼气的瑜伽运动中,所有这 3 个横膈(盆腔横膈、呼吸横膈和声带横膈)会一起与 ujjayi。除了让呼吸更长,质量更高,ujjayi 的气门创造了一种贯穿腹腔和胸腔的背部压力。在串联瑜伽(排列或编排,如,拜日式)的与呼吸同步的流畅练习中,会有一些持久缓慢的弯曲和伸展动作,在此过程中,这种压力可以保护脊柱。用瑜伽的话来说,横膈的这些协调的动作(收束)在身体中创造了更多 sthira(稳定),通过重新分配机械应力来保护它免受伤害。

图 1.23 从两个角度显示了对进入向前弯曲姿势的身体的力学分析。在图 1.23a 中,我们看到的躯干移动没有呼吸支持。因为没有用到空腔周围的呼吸肌肉,这个姿势没有统一的重力中心,而局部中心 B 作用在杠杆的长臂 C 上,该杠杆的支

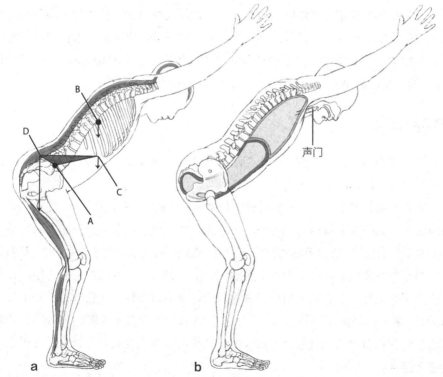

图1.23 在(a)无呼吸和(b)有呼吸的情况下支持运动

点 A 在脆弱的腰骶椎间盘处。躯干的重量由后方的肌肉控制，从而压缩作用于杠杆的短端 D 上。身体本能地不接受这种极其恶劣的杠杆作用，这就是为什么我们在这样的情况下会倾向于屏住呼吸，以避免损坏我们的脊柱结构。

第 19 页上的图 1.23b 画出了在相同的姿势下，使用在声门处的 ujjayi 气门 E，它会自动让呼吸肌肉参与。这会产生沿着脊柱的整个前表面的支持，因为以稳定的体腔为基础的。身体现在有统一的重力中心，由骨盆和腿部安全地支撑。这就是通常所说的正面支持。

通过这种阻力移动并支撑身体的另一个效果是，在系统中产生热量，可以将其用于许多有利的方面。这些练习被称为 *brhmana*（*brh* 的意思是增加或扩大），这意味着热量、扩张和力量的积累，以及承受压力的能力。*brhmana* 也与吸气、营养、prana 和胸部相关联。

在更为放松的，水平体位的练习或恢复性练习中放松身体，重要的是，要松开与垂直姿势支持相关的收束和声门收缩。瑜伽放松的这一面体现出 *langhana*（意味着空腹或饥饿）的质量，与其相关联的是凉意、凝聚、松弛和放松，以及敏感和向内专注力的发展。*langhana* 也与呼气、排出、apana 和腹部相关联。

因为瑜伽呼吸训练的最终目村是让系统摆脱习惯性的、功能障碍的限制，所以我们需要做的第一件事情是，要摆脱只有一种正确呼吸方式的这种想法。收束对于支撑重心并在空间中移动脊柱非常有用，我们在追求 langhana、放松和释放 sukha 的时候，需要在系统中释放 sthira 的 brhmana 力量。

内在平衡：压力区

内在平衡指的是几个重要的机制结合起来，使人体躯干成为自支撑结构，并具有寻求向上运动的的固有倾向。

最重要的机制在躯干的内脏组成部分中——下腹部（最高压力）、上腹部（中间压力）、胸腔（最低压力）之间的压力差。因为能量总是从较高压力的区域迁移向较低压力的区域，这意味着下腹部和上腹部的内含物总是朝着胸腔向上迁移。[5]

躯干的骨质组成部分（脊椎、胸廓和骨盆）都有一个共同的特征：他们在机械张力下交织在一起，就像用松紧带约束的螺旋弹簧那样。在胸外科手术中分开胸骨时，两个半部弹开，需要被推回在一起，才可以再次关闭起来。在骨盆的前部，两块耻骨支在耻骨联合处结合，在分娩时，受压的关节变软并打开，并希望之后能重新接合。

5　肺叶被去除时（肺叶切除术），膈和腹部器官被向上拉，并填充额外的空间。

脊柱的椎间盘不断地推各节脊椎体，将它们分开——脊柱的后柱的韧带和骨质结构会反抗这种作用。推拉力的这种组合使得脊柱在整体上成为一个非常有弹性的结构，总是试图返回到中立位。

注意，所有的这些身体功能的运作都独立于肌肉收缩，事实上，肌肉收缩是姿势和呼吸肌肉系统的一种无意识的习惯性活动，会妨碍内在平衡的效果。因此，与重力建立一种竖直关系，在最深层的意义上，与其说这是施加正确的肌肉力量，还不如说这是发现和释放习惯性肌肉力量，因为它们会阻碍身体支撑自己的自然倾向。

对人体的解剖支持机制的这种观点完全符合帕坦伽利所提出的瑜伽练习的视角。我们通过在自己的系统中识别并去除 kleshas（苦难），实现瑜伽。

结束语

在翻译的时候，*pranayama*（调息）这个词通常被分为两个词根，*prana*，意思是生命或呼吸能量，*yama*，意思是限制或控制。因为我们并不能完全自主控制呼吸，这种翻译对呼吸练习的理解非常有限。

认识到第二个长 "aa"（*pranaaayama*）之后，就可以更深入理解这个词。这意味着，第二个词根是 *ayama*。

在梵文中，前缀 a 否定跟在它后面的词。这意味着，pranayama 是指一个没有束缚呼吸的过程。它也接受我们无法自主控制的呼吸方面。

这就是为什么帕坦加利的克里亚瑜伽定义（参见"前言"内容）可以如此完美地引申出一个想法，也就是在学习最深层的瑜伽原则时，呼吸是我们最好的、最亲密的老师。

鉴于此，显然练习不去束缚地呼吸，可以被看作是等同于识别并释放那些阻碍我们系统内在平衡的身体张力。

中枢神经系统具有复杂的感觉和运动功能，并且已经过了数百万年的进化，对于早期人类的生存绝对是必要的，为了满足 sthira 和 sukha 的双重要求，同样需要有相应发展的是大自然中最巧夺天工的解决方案之一：脊柱。为了理解人体脊柱是如何进化成目前的样子，我们必须先回去学习简单的细胞。

系统发育：脊柱简史

想象一下，细胞漂浮在原始的海洋之中，被随时可通过其细胞膜吸收的营养物质包围着（第 2 页，图 1.1）。现在想象一下，营养物质的浓度在某些区域中越来越低，而在其他区域中则越来越高。更成功的生物发展出通过改变其形状以接触到营养物质的能力。这很可能就是运动的第一种形式；在图 2.1 中的伪足就是具有这种能力的一个简单细胞例子。改变形状作为一种生存方法，这是今后要记住的一个重要原则。

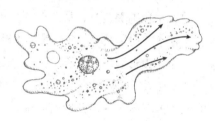

图 2.1 细胞改变形状，并伸展出一个伪足

我们不难明白，四处移动对于这些生物变得越来越有价值，所以伪足最终将自己改进成一个专用器官，如图中这种细菌的鞭毛（图 2.2）。

现在，这些原始的生命形式不是在其环境中被动地漂浮，而是积极地寻找其生存所必需的营养物质。移动还有一个额外的好处，除了寻找食物，它们可以避免成为其他生物体的食物。因此，我们看到了 raga（吸引）和 dvesha（排斥）这两个瑜伽原则的早期生物学基础。寻找想要的，避开不想要的，这是所有生物的基本活动，也是理解 prana 和 apana 这两个概念的另一个窗口。

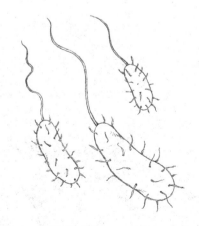

图 2.2 带鞭毛的细菌

为了寻找想要的，避开不想要的，生命形式通过比以往任何时候都更加复杂的调整来对这种压力作出回应。随着生物体对其周围环境的灵敏度和响应变得更加复杂，在到达某种程度时，这些活动就需要有中央的组织和指导。

图 2.3 示出了身体扁平的寄生蠕虫，它被称为扁形动物，我们可以在其体内看到一个原始的中枢神经系统的发展。它在顶部有一簇原始的神经细胞，并且有两条神经索顺着其长度分布。蠕虫是无脊椎动物，但在它们的后代中，这些原始的神经细胞进化成大脑、脊髓和自主神经系统的双神经干。它们都需要相应地进化出一个结构，允许自由运动，但又足够稳定，可以对这些重要但脆弱的组织提供保护——换句话说，一个由骨骼组成的脊柱。

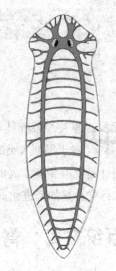

图 2.3 扁平状寄生蠕虫，具有原始的中枢神经系统

中枢神经系统使脊椎动物的生存活动具有极大的灵活性，而脊柱必须全面地保护它，同时仍然允许自由移动。在海洋生物中，比如鱼（图 2.4），脊柱的形状与其环境一致：水包围着全身，从上至下，从一侧到另一侧，都施加等量的机械压力。因为鱼在水中使用其头、尾和鳍来推动自己，脊柱运动的方向是从一侧到另一侧。

水生生物取得巨大的飞跃，进化为陆地生命时，脊柱的这种横向波动被保留。图 2.5 展示了两栖蝾螈的模式。即使它的肢体（从鳍进化而来）会协助运动，但它们不能支撑脊柱离开地面的重量。这种进化需要脊柱结构明显地重新定位，原因可能是需要眼睛看到更加遥远的食物或威胁。

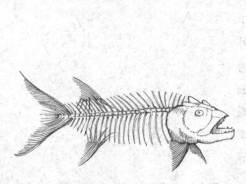

图 2.4 具有直脊柱的鱼

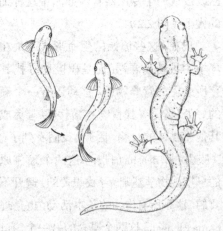

图 2.5 水生和两栖动物的脊柱都有横向运动

直的脊柱，比如鱼的脊柱，如果它被四肢撑起来，受重力作用而最不稳定的地方就是其本身最薄弱的位置：两个支撑点之间的中心（图2.6）。四肢抬起脊柱后，出现了新的陆地动物，其中最成功的那些将其脊柱拱起来，以应对重力，将重力引导向支撑点，而不是没有支撑的中部。[1]这是陆生动物脊柱的主要曲线的发展——我们将该曲线称为胸部曲线。它的主要意义是，它是第一个出现的前后弯曲。另一个意义是，它是人类在出生前就存在的第一个脊柱弯曲。

颈部的曲线是由下一个进化形成的。我们的鱼类祖先没有真正的颈部；他们的头部和身体作为一个整体来移动，鳃直接置于脑部后面。呼吸结构的逐渐下移使得活动能力极强的颈部得以进化，它能够让头部和感觉器官快速、精确地运动，更进一步观察其周围环境，并提供巨大的生存优势。颈部区域的这个目标用途标志着在脊柱中进化出了第一个辅助弯曲，也称前凸弯曲。我们可以在猫的身体中看见它（图2.7）。

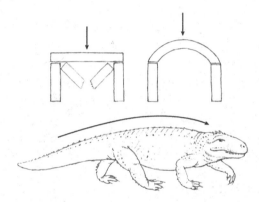

图2.6 得到支撑的拱形比直线更稳定

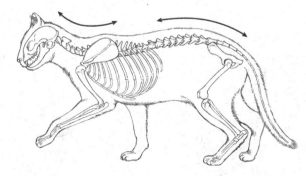

图2.7 第一个辅助弯曲：颈曲

---

1 想想希腊式建筑和罗马式建筑之间的区别。更多罗马式建筑仍然挺立在那里，因为它们建有拱形，而希腊式建筑则没有。

　　动物开始用自己的前肢与其环境互动时，用下肢承受重量的能力变得更加必要，这标志着人类独有的第二个前凸弯曲（腰曲）的起点。起初，这只是主弯曲在脊柱的底部变平，目的是让动物（如图 2.8 中的黄腹旱獭）可以更长时间地支撑其重心高于支撑面。

　　尾巴的存在也有助于在平衡，但随着尾巴逐渐消失，脊柱的形状必须改变，以使重心完全高于支撑面。在人类进化中，髋、骶和腿部结构基本上维持 4 足动物时期与地面的关系不变，而躯干则向上向后推，形成腰曲。

　　图 2.9a 示出了黑猩猩的脊柱和人类的脊柱之间的形状差异。注意，黑猩猩是没有腰曲的。这就是为什么灵长类动物为了在地面上移动，要用指关节来走路（图 2.9b），而当他们用后腿跑动时，就必须将自己的长臂向后甩。如果没有腰曲，这是它们让自己的脚来支撑体重的唯一方法。

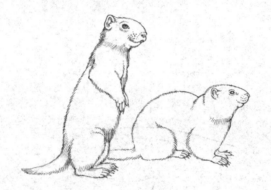

图 2.8　扁平化主弯曲，使前肢离地

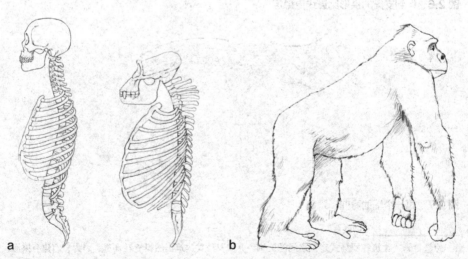

a　　　　　　　　　　　　　　　　　　b

图 2.9　（a）只有人类有腰曲，所以（b）我们的灵长类表亲不能算是真正的两足动物

人类的脊柱在所有哺乳动物中是独一无二的，因为它具有全套的主弯曲（胸曲和骶曲）和辅助弯曲（颈曲和腰曲）（图2.10）。

只有真正的两足动物才拥有两对弯曲；我们那些在树上荡来荡去并用指关节行走的表亲有一定的颈曲，但没有腰曲，这就是为什么它们并不算真正的两足动物。

如果我们用瑜伽术语来形容从四足到两足的进化，我们可以说，下半身的发展更偏向于sthira，以便负重和运动，而上半身的发展更偏向于sukha，针对呼吸、伸手去抓和握住。对这种情况的其中一种描述是，下半身使我们向外移动，进入环境，而上半身将我们的环境带进来给我们。

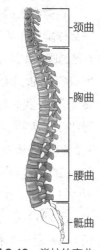

颈曲

胸曲

腰曲

骶曲

图2.10　脊柱的弯曲

个体发育：我们自己的脊柱的历史更为简单

在了解我们的物种的进化（系统发育）后，研究每一个人所经历的发展阶段（个体发育）是有用的。

虽然发育中的胎儿具有（然后失去了）我们与远古祖先共有的某些特点，如鳃和尾巴，但"个体发育重演系统发育"这个理论早已被受到怀疑。然而，至少从一个角度来说，这是事实：我们的脊柱的系统发育和个体发育彼此互为写照。

我们的胎儿脊柱只表现出沿其全长的主弯曲；我们在宫腔内的整个生存过程都保持这种状态（图2.11）。

我们的脊柱第一次向外移出主弯曲的时候是我们的头部通过产道的急转弯，颈部第一次体验其辅助（前凸）弯曲（图2.12）。

我们从头部向下开始发展姿势，我们在出生后3至4个月时学会支撑自己头部的重量，颈曲继续显现，然后在大约9个月的时候，我们学会坐直，此时颈曲完全形成。

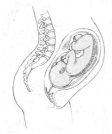

图2.11　在子宫内，整条脊柱呈现出主弯曲

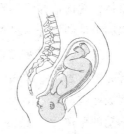

图2.12　第一次出现辅助弯曲线：从子宫颈通过90度转弯进入阴道

在像我们的四足动物祖
先那样爬行和匍匐后，为了让
自己的脚来支撑体重，我们必
须获得腰曲。因此，在12至
18个月时，我们开始走路，腰
脊柱拉直其后凸主弯曲。到了
3岁的时候，腰脊柱开始凹向
前（前凸），但要直到6至8
岁时才可以在外观上看见这
个前凸。10岁后，腰曲完全呈
现出其成熟的形状（图2.13）。

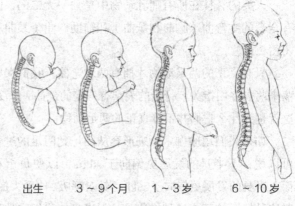

出生　　3～9个月　1～3岁　　6～10岁

图2.13　主弯曲与辅助弯曲的发育

　　大自然的匠心在人体脊柱中充分体现光彩，甚至有可能远远超过在其他脊椎动
物中的体现。从工程的角度来看，很明显，我们与其他任何哺乳动物相比都有着最
小的支撑面、最高的重心和最重的颅骨（相对于总体重的比例）。作为这个星球上
唯一真正的两足动物，我们也是地球上机械稳定性最差的生物。幸运的是，重如保
龄球的颅骨在整个系统的顶部上难以平衡的缺点被巨大的脑部这个优点所弥补；它
可以弄清楚如何使全身高效地工作，而这也正是瑜伽可以提供帮助的地方。

　　我们人类的体形作为一个整体，特别是脊柱，体现出了可以同时满足刚性和塑
性这一对互相矛盾的要求的非凡解决方法。正如我们将在下一节中看到的，sthira 和
sukha 的力量要在我们活着的身体中实现结构平
衡，这涉及到内在平衡的原则，我们可以通过瑜
伽练习来发现这个深层的支撑来源。

椎骨之间的连结元件

　　脊柱一直受到重力和运动的作用，作为
一个整体，其构造非常适合于中和压缩与拉
伸这两种力量的组合。24节椎骨通过软骨间
盘、关节囊和脊柱韧带彼此结合（如图2.14
蓝色部分的示意）。骨和软组织结构的这种
交替代表着被动和主动元件之间的区别；椎
骨是被动的稳定元件（sthira），而主动的移
动元件（sukha）是连接相邻椎弓的椎间盘、

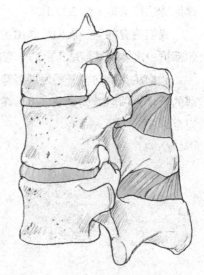

图2.14　脊柱中的硬组织和软组织区
域交替出现

小面（囊）关节和韧带（图2.15）。我们可以在这些被动和主动元件的结合与相互作用中找到脊柱的内在平衡。

将脊柱视为两个独立的柱体会有助于理解它的整体结构。在图2.16的示意性侧视图中，可以将它的前后大致分为两半，椎体作为一个柱体，而椎弓作为另一个柱体。在功能上，这种结构非常清楚地演变为可以满足稳定性和可塑性的双重要求。椎体作为前柱负责承受重力、压力，而椎弓作为后柱处理由运动所产生的拉力。在每一个柱体内，骨与软组织的动态关系都呈现出sthira和sukha的平衡。椎体将压力传递给椎间盘，后者回推，从而对抗压力。椎弓的柱体将张力传递给所有相连的韧带（图2.17），后者回拉，从而对抗张力。总之，脊柱的结构性元件都参与一种复杂的晃动过程，通过中和张力和压力来保护中枢神经系统。

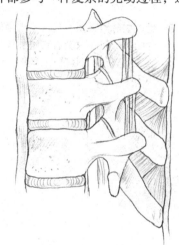

图2.15 脊柱的韧带

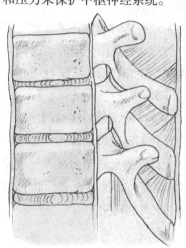

图2.16 脊柱的侧视图，划分为由椎体和椎间盘组成的前柱，以及由椎弓和突起组成的后柱

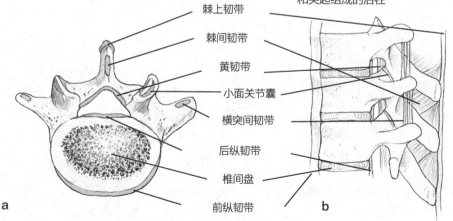

棘上韧带
棘间韧带
黄韧带
小面关节囊
横突间韧带
后纵韧带
椎间盘
前纵韧带

a

b

图2.17 （a）脊柱韧带的俯视图和（b）脊柱韧带的侧视图

椎间盘和韧带

如果更深入地研究它，还可以看到如何在椎间盘的组成部分中体现 sthira 和 sukha：纤维环中坚韧的纤维层紧紧地包住软的球状髓核。在一个健康的椎间盘中，髓核被纤维环和椎骨完全包围（参见图2.18）。纤维环本身的正面和背面被前后纵韧带包围，并与之紧密接合（参见29页图2.17）。

无论身体的动作将髓核推往哪个方向，这种紧密包围的结构都会导致髓核始终有回到椎间盘中心的强烈倾向。

从颈椎的顶部到腰椎的底部，基于脊柱不同区域的功能性要求，每一节椎骨的形状都明显不同（图2.19）。然而，所有椎骨结构都有共同的元件，略图如图2.20所示。

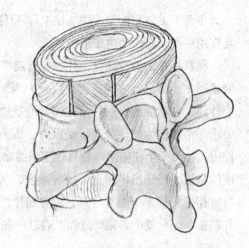

图2.18 髓核由纤维环紧密包围，其中包含由类似于腹内斜肌和腹外斜肌般方向交替的斜纤维所组成的同心环

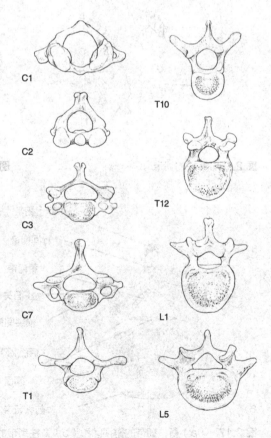

图2.19 形状服从功能：椎骨的形状改变

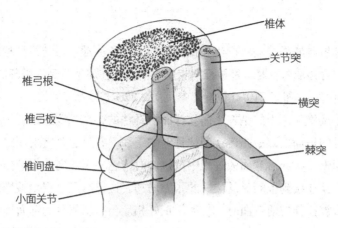

图 2.20　椎骨结构的共同元件

　　一般而言，负重活动以及轴向旋转（扭转运动）会产生对称的（轴向）压力，将髓核压扁进入纤维环，后者回推，从而产生减压反应（参见图 2.21）。如果压力非常大，髓核并不会破裂，而是排出一些水分至椎体的多孔骨。重量离开脊柱时，亲水的髓核将水分吸收回去，并且椎间盘恢复其原来的厚度。这就是人在刚起床之后会高一点的原因。

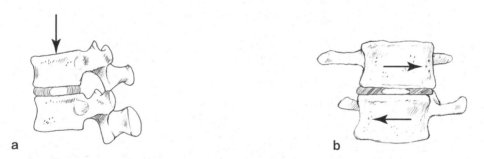

图 2.21　（a）负重力以及（b）扭转导致髓核的对称压缩（压扁），在纤维环的压力下，髓核恢复其球状，因而解除了对椎骨的压力

推与反推

屈曲、伸展和侧屈等动作产生导致髓核的非对称移动，但结果是相同的：每当椎体彼此相对移动时，髓核都被推向相反方向，它在那里受到纤维环的反推力，这会导致髓核将椎体推回到中立位置（参见图 2.22）。

协助这个反推作用力的是在正面和背面沿脊柱的整个长度连接的长韧带。前纵韧带从骶骨的正面上部一路连接到枕骨部的正面，并且它紧密地固定到每个椎间盘的前表面上。在向后弯曲的过程中被拉伸时，它不仅趋向于将椎体弹回到中立位，并且在其连接到椎间盘的位置的张力增加，这也有助于将髓核推回到中立位。后纵韧带被拉伸向前弯曲时，其动作正好相反。它从骶骨的背面连接回到枕骨部的背面。

在前柱中产生椎间盘压缩的每一个动作都必然导致对附接到后柱的相应韧带形成张力。这些韧带的反冲使其离开拉伸状态，并补充内在平衡的其他力，从而让脊柱恢复到中立位。

注意，该活动发生在独立于循环系统、肌肉系统及自主神经系统运作的组织中。换句话说，它们的动作没有对其他这些系统产生能源需求。

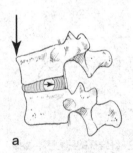 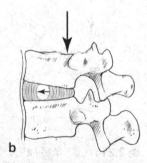

图 2.22　（a）屈曲和（b）伸展运动导致髓核的非对称运动，髓核在纤维环的压力下，返回中央位置，从而帮助脊柱返回到中立位

脊柱运动的类型

通常认为脊柱有4种可能的动作：屈曲、伸展、轴向旋转（扭曲）和侧屈（侧弯曲）。在日常生活中，这4个动作或多或少自发地出现：弯腰系鞋带（屈曲）、伸手取在高架上的东西（伸展）、抓取在自己身后的汽车座椅中的袋子（轴向旋转；参见第33页和34页图2.23），或将手臂伸进大衣的袖子（侧屈，参见第34和35页的图2.24和2.25）。当然，有些瑜伽姿势也会强调这些运动。以下是这些动作范围的详细分析。注意，这些范围是通过对各种各样的人进行测量所建立的平均值。任何给定的个体都将在其柔韧性极限和不同的脊柱区域中显示出显著的差异。所给出的运动范围的度数是近似的，角度如图中的标示，误差为正负5度。

	伸展	屈曲	总计
颈	75°	40°	115°
胸	25°	45°	70°
腰	35°	60°	95°
总计	135°	145°	280°

	轴向旋转
颈	50°
胸	35°
腰	5°
总计	90°

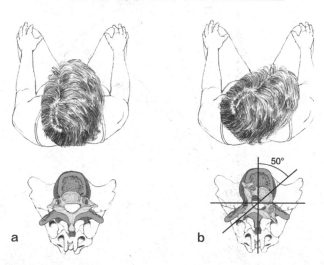

图 2.23 颈椎、胸椎和腰椎的轴向旋转：（a）中立位，0°的轴向旋转；（b）仅颈椎，50°的轴向旋转；

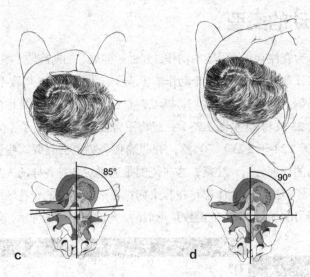

图 2.23 （c）颈椎加胸椎，85° 的轴向旋转；（d）颈椎加胸椎加腰椎，90° 的轴向旋转（续）

	侧屈
颈	35°
胸	20°
腰	20°
总计	75°

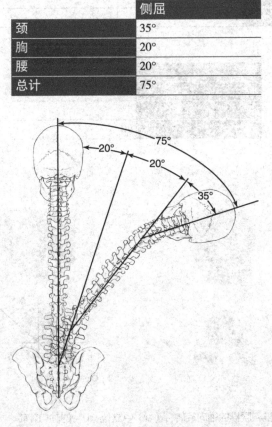

图 2.24 脊柱的侧屈运动范围。注意，75° 侧屈是在整个脊柱中最均匀分布的移动

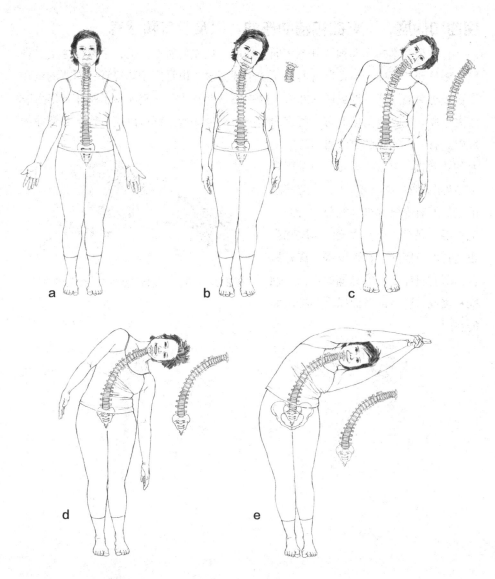

图2.25 （a）中立的脊柱；（b）颈椎侧屈；（c）颈椎和胸椎侧屈；（d）颈椎、胸椎和腰椎侧屈；
（e）侧屈和盆腔侧移

　　通过更彻底地研究脊柱的4种运动范围的本质，我们发现，存在被称为"轴向伸展"的第五种可能性。这种运动并不会在日常运动的正常过程中自发地发生。必须学习如何故意使它发生，因为它有点"不自然"（参见第41页）。

屈曲和伸展、主弯曲和辅助弯曲，以及吸气和呼气

脊柱最基本的运动强调其主弯曲：屈曲。如先前所讨论的，主弯曲主要是在胸椎中呈现的弯曲，但在骶骨的形状中也很明显。最常用于体现脊柱屈曲的瑜伽姿势被称为婴儿式（参见图 2.26），这决不是偶然的——它复制了胎儿未出生时的主弯曲。从某个角度而言，所有向后凸出的身体弯曲都可以被看作是主弯曲的反映。有一个简单的方法可以确定所有的主弯曲，在 savasana，即摊尸式（参见图 2.27 和 2.28）中，注意接触地板的所有身体部分：枕部的弯曲、上背部、骶骨，以及大腿、小腿和脚跟的背面。因此，在该姿势中离开地板的所有身体部分就是辅助弯曲：颈椎和腰椎、膝盖的背面以及跟腱后面的空间。

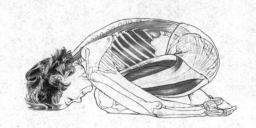

图 2.26 婴儿式复制了胎儿未出生时的主弯曲

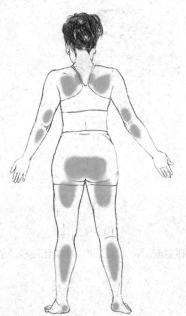

图 2.27 在摊尸式中，身体的主弯曲（蓝色阴影区）接触地板

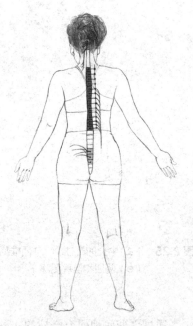

图 2.28 从下面看到的摊尸式，显示出自主神经系统的脊柱起源——交感神经来自胸部区域，副交感神经来自颈部和骶骨区域

从这个角度看，脊柱的屈曲可以定义为主脊柱弯曲增大，而辅助脊柱弯曲减小。与之相反，脊柱的伸展可以定义为辅助弯曲增大，而主弯曲减小。

需要注意的是，就运动而言，主弯曲和辅助弯曲之间的关系是彼此相反的：其中一个越是增大或减小，另一个就越希望做相反的事情。例如，胸椎弯曲的增大就会自动导致颈椎和腰椎弯曲的减小。

有一个经典的瑜伽练习探索主弯曲和辅助弯曲之间这种此消彼长的关系，就是猫牛式，即 chakravakasana（参见图 2.29）。

脊柱两端由手臂和大腿支撑，脊柱的弯曲在两个方向上都可以自由地移动，产生屈曲和伸展的形状变化。虽然导师在教这个动作时常常会告诉学生，在脊柱屈曲时呼气，在脊柱伸展时吸气，但更准确地说法应该是，脊柱屈曲的形状变化是一次呼气活动，而脊柱伸展的形状变化是一次吸气活动。正如我们对呼吸的定义所示，脊柱的形状变化是呼吸的形状变化的同义词。

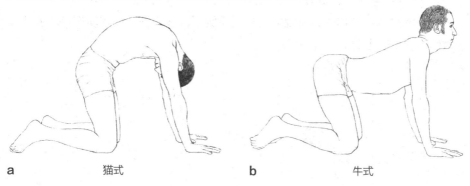

a　　　　　　猫式　　　　　　　　　b　　　　　　牛式

图 2.29　猫牛式练习强调（a）主弯曲和（b）辅助曲线

动作探索

从舒适的坐姿开始，尝试通过让胸部向前向下移动来增大胸部的曲度。注意颈部和腰部是如何变平的。现在，尝试同样的动作，但要从头部开始；如果向前低下头，就会发现脊柱的胸段和下段有何跟随动作。如果从脊柱下段发起这个动作，也会出现同样的结果。你可能还会注意到，脊柱的这些屈曲动作一般会导致呼气。

往相反的方向，尝试通过提升胸部来减小胸部的曲度。注意颈部和腰部的曲度是如何增大的。如果尝试用头部或脊柱下段发起这个动作，其结果将是相同的。你有没有注意到，脊柱的这些伸展运动是否往往会导致吸气？

在前弯和后弯姿势中的空间与脊柱观察

脊柱伸展不一定等同于后弯，而脊椎屈曲不一定等同于前弯。为了避免混淆，重要的是要区分清楚这些概念。屈曲和伸展是指各脊柱弯曲彼此间的关系，而前弯和后弯则是表示身体在空间中的运动的术语。这些术语不一定能互换。通过图示的方式，通过以下对比示例来说明在一些标准瑜伽动作中可能会出现的两种不同身体类型。

1. 肌肉僵硬的、久坐不动的办公室职员在试图做站立后弯式，他的臀部向前移，双臂举过头时，其曲背的姿势不会改变：他的脊柱保持屈曲状态，而他的身体在空间中向后移动（图 2.30a）。
2. 柔韧的舞者在将手举过头顶时过度伸展其脊柱弯曲，并在髋关节向前弯曲时保持其脊柱伸展，进入站立前屈式（uttanasana）：她的身体在空间中向前弯曲时，她的脊柱保持伸展状态（图 2.30b）。

在观察这样的动作时，关键的技巧是要能够将各脊柱弯曲在动作中的彼此关系与躯干在空间中的移动区分开来。

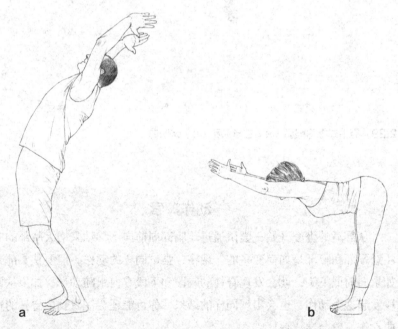

a   b

图 2.30 （a）在空间中向后移动时的屈曲，而（b）在空间中向前移动时的伸展

图 2.31 显示了更完整的站立后弯式。这里，辅助弯曲保持可控，并且骨盆牢牢地保持于脚的正上方。其结果是，在空间中的向后移动大大减少，但更强调胸椎的伸展（主弯曲减小）。虽然从空间的角度来说，这并不是一个大幅度的动作，但它实际上对胸椎和肋结构提供了一种安全和有效的拉伸，并且相较于舞者的或办公室职员的动作，它较少干扰呼吸的过程。

在侧向和扭转动作中的空间与脊柱观察

观察涉及侧向和扭转动作的瑜伽姿势时，要区分脊柱观察和空间观察，这也是很重要的。Trikonasana，即三角式，通常被认为是侧向拉伸，但只有这种三角形姿势拉长了沿着身体一侧的结缔组织通路时，才可以这样认为（参见图 2.32）。

然而，它有可能只是拉长了身体的侧线，而没有任何明显的脊柱侧弯，因此，我们同样必须清楚术语"侧弯"的确切含义。

在三角式中，如果两脚间的距离足够大，并且意图主要从骨盆发起动作，就会导致侧线伸展的幅度增加，同时保持脊柱在中立位。这也让该姿势的作用更偏向于打开髋关节。

如果缩短两脚的间隔，就可以强调脊柱的侧弯。这使得骨盆和大腿之间的关系更加稳定，并要求来自脊柱侧弯的移动。

我们观察旋转三角式（parivrtta trikonasana），即三角式的旋转变化动作（图 2.33a）时，我们可以对脊柱的扭转动作应用相同的观点。腰椎是几乎完全不能轴向旋转的（仅 5 度；参见图 2.33b），在该姿势中，这意味着腰椎将在骶骨的带领下运动。因此，如果脊柱的下部要向这个姿势中的方向扭动，骨盆就必须向着相同的方向转动。

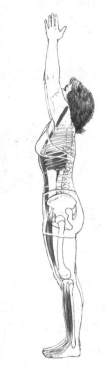

图 2.31 没有向后的空间移动的站立式脊柱伸展

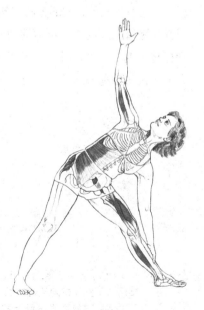

图 2.32 侧向空间移动，其侧向脊柱弯曲幅度最小

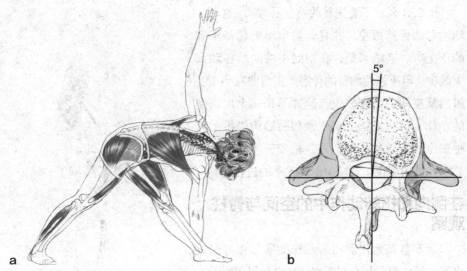

图 2.33 （a）旋转三角式；（b）整个腰椎只能围绕其垂直轴线扭转 5 度

　　如果骨盆可以自由地围绕髋关节转动，这个姿势表现出在整条脊柱上更均匀分布的扭转，而非 T11 和 T12 的超负荷——在骶骨上方可以自由转动的第一个关节（参见图 2.34）。腰椎会充分参与，因为骨盆和骶骨也在转动；颈部和肩部可以自由活动，胸廓、上背部和颈部是随着呼吸而打开的。

　　如果髋关节受到限制，腰椎的移动方向会表现为与胸廓和肩胛带旋转方向相反。在这种情况下，大部分的扭转源自 T11，并带动 T12 及其上方的关节。此外，肩胛带围绕胸廓的扭转可以造成一种错觉，让人以为脊柱的扭转幅度超过它的实际扭转幅度。所以，身体确实可以在空间中扭转，但对脊柱进行仔细观察就可能会发现扭曲究竟来源于什么位置。

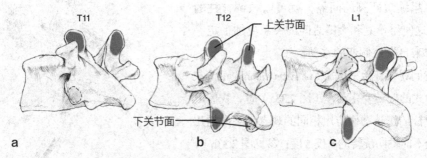

图 2.34 （a～c）T12 是移行脊柱。T12 的下关节面是腰椎，它们在那里与 L1 的上关节面接合，不允许轴向旋转，而 T12 的上关节面是胸椎，允许轴向旋转。因此，T11 和 T12 的关节接合是骶骨上方可以自由转动的第一个脊柱关节。（浅蓝色的小面被遮住了。）

轴向伸展、收束和大手印

第五种脊柱运动"轴向延伸"被定义为同时减小脊柱的主弯曲和辅助弯曲（参见图 2.35）。换句话说，颈部、胸部和腰部的弯曲都减小，结果是，脊柱的整体长度增加。

主弯曲和辅助弯曲之间此消彼长的关系表现在屈曲和伸展这两种自然运动中，而轴向伸展是"不自然的"，因为它同时减少这 3 个部位的弯曲，从而克服了这种此消彼长的关系。换言之，轴向伸展一般不会自己发生；通常需要有意识的努力和训练来完成。

产生轴向伸展的动作涉及呼吸结构的状态和方向的转变，这被称为收束。3 个横膈（盆腔横膈、呼吸横膈和声带横膈）及其周围的肌肉变得更加 sthira（稳定）。因此，在轴向伸展中，胸腔和腹腔的变形能力受到更大的限制。整体效果是呼吸量减少，但呼吸长度增加。描述脊柱和呼吸的这种状态的瑜伽术语是 *mahamudra*，即大手印，它总是涉及轴向伸展和收束。许多种姿势都可以完成大手印，包括坐、站立、仰卧和手臂支撑。

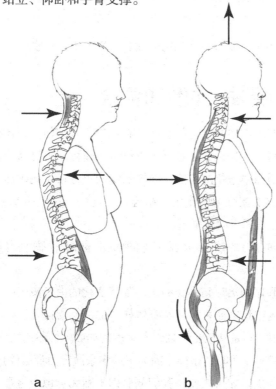

图 2.35　轴向伸展包括同时减小（a）主弯曲和辅助弯曲，这可以（b）拉长脊柱，使其超出自己的中立准线

名为 *mahamudra* 的坐姿（图 2.36）在轴向伸展的基础上增加一个扭转动作。做这个练习时，如果所有 3 个收束都得以正确执行，就被认为是达到了最高境界，因为它代表了体式和呼吸法练习的完整融合。

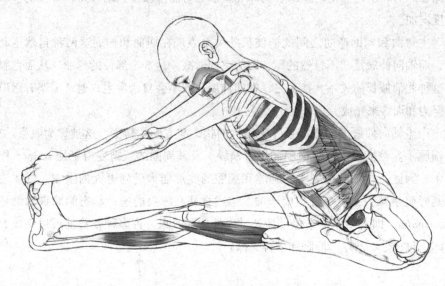

图 2.36 Mahamudra 结合轴向伸展、扭曲的动作，以及全部 3 个收束

内在平衡：脊柱、肋骨和骨盆

如果去除所有附加在脊柱上的肌肉，它仍然不会解体。为什么呢？内在平衡这个概念不仅能解释为什么脊柱是自支撑结构，还可以解释为什么任何脊柱运动都会产生让脊柱返回中立位的势能。同样的结构也存在于胸廓和骨盆中，它们就像脊柱那样，是在机械张力的作用下结合在一起的。在上一章（第 20 页）中所述的压力区差异也表现出内在平衡。

这些有关轴向身体的核心结构的事实揭示了瑜伽练习如何释放身体势能的更深刻含义。

与瑜伽原则和瑜伽治疗相吻合的是，阻碍变化的力量减弱时，就会发生最深刻的变化。对于内在均衡而言，涉及身体核心的内在支撑。这种内在支撑并不依赖于肌肉力量，因为它是从软骨、韧带和骨骼的非收缩性组织之间的关系获得的。因此，在这种支撑起作用时，始终是因为一些多余肌肉力量已停止阻碍它。

需要有极大的能量才可以支持我们的肌肉不断无意识地与重力对抗，这就是为什么放弃这种努力的感觉往往是释放了能量。因此，很容易让人觉得内在平衡就是能量来源，因为在发现它时总是会深深地感觉到体内有更多活力。总之，多余的肌肉力量有可能妨碍那些更深层的力量的表现，而瑜伽有助于通过识别和释放这些低效的肌肉力量来释放轴向骨骼中所储存的势能。

结束语

正如在第 1 章的结尾所指出，我们需要意志和舍弃的平衡，以瑜伽练习中接受呼吸和脊柱的真实本性。如果没有从这个角度去理解，就会费力去复制大自然已经放在身体核心的平衡，而系统内更深层次的、内在的支撑就会永远被这种徒劳所掩盖。

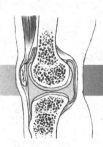

身体的每一个系统都会参与我们做的每一个动作。如果没有神经、循环、内分泌、呼吸、消化、免疫、结缔组织、体液、骨骼、韧带和肌肉等系统（仅举几例）的积极参与，我们就无法实现呼吸动作，或将双臂举过头顶并向前屈体成站立前屈式（uttanasana），更不用说将身体摆成倒立姿势。

身体各系统的动态平衡

我们所关注的任何身体部分都是多个系统的组成部分：虽然骨头一般被认为是骨骼系统的一部分，但它们也在其他系统中发挥着重要作用，如循环、神经、免疫和内分泌等系统。骨头属于循环系统和免疫系统的一部分，因为红血球和白血球都是在骨髓中产生的。它们是神经系统的一部分，因为钙对于神经细胞的工作具有一定的作用，它们也是内分泌系统的一部分，因为骨细胞所分泌的激素在我们的代谢中具有一定的作用。所有这些系统都不能单独工作。如果没有循环系统，呼吸、内分泌和消化等其他系统就不能够将氧、激素和营养物输送给身体的细胞。如果没有神经系统，将不可能协调四肢的肌肉，也无法调节血管的扩张来将足够的血液供给骨骼、大脑、心脏或肌肉。身体的所有系统都彼此重叠和相互依存（第46页，图3.1）。

如果我们在学习解剖学和瑜伽时只关注一两个系统，我们所面临的风险就是过度简单化瑜伽体式练习对身体中各个系统所产生的令人难以置信的效果。另一方面，我们可以深入探究一个重点，并发现让我们的整体体验更丰富的惊人复杂性。基于本书的目的，重点是骨骼和肌肉系统在产生动作和创造体式中所起的作用，要明白在任意起点开始都可以带领我们进入与人体中所有其他系统和组织的关系。

肌肉骨骼系统

骨头、韧带、肌肉和肌腱都交织在一起，形成一个动态的整体。肌肉骨骼系统的骨架部分包括骨头、韧带，以及构成关节的其他组：滑液、透明软骨、纤维软骨盘和楔骨。肌肉部分包括跨关节间隙并附着在骨骼上的肌肉和肌腱，以及神经末梢组织，它们可以控制肌肉动作的精准顺序和节奏。所有这些组织要么由多层结缔组织构成，要么被包裹在其中。

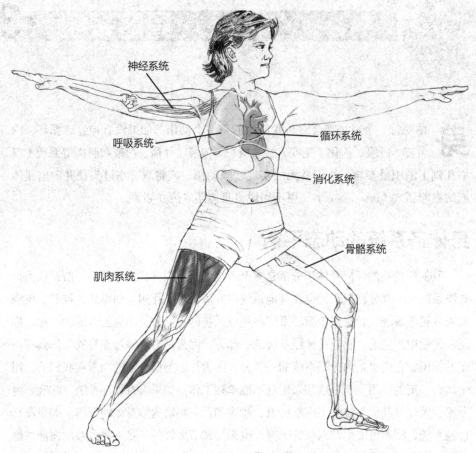

神经系统

呼吸系统

循环系统

消化系统

骨骼系统

肌肉系统

图 3.1 身体的几个系统：神经、消化、呼吸、循环、骨骼和肌肉

　　骨骼系统和肌肉系统常常被当作两个独立的系统。当我们考虑如何产生运动的时候，将它们视为一个肌肉骨骼（或骨骼肌肉）系统会更合理。肌肉和骨骼紧密合作，处理我们与重力和空间的关系，为我们提供直立的姿势，并帮助我们在世界中移动，自己进食，使用工具，并创造变化。

　　如果没有骨骼系统的结构和支持，肌肉会成为一滩收缩组织，没有可供移动的东西。另一方面，如果没有肌肉所产生的运动，骨头将无法在空间中移动，并且只能对来自身体外部的穿过它们的力量作出响应。如果没有结缔组织（如韧带和肌腱），骨头和肌肉就没有办法彼此连接。

　　骨头其中一项任务就是接收重量和传递作用力，而韧带则引导作用力沿着特定通路传递。这个重量和作用力可能由重力的吸引或其他来源产生，比如，肌肉带动腿在空间中移动，以迈出脚步。肌肉系统的任务是将骨头带到让它们可以尽可能高效地完成任务的位置。

骨骼系统组织：骨骼和韧带

我们的骨头是不可思议的结构。它们足够坚固，可以承受通过它们所传递的力量，不会断裂，并且它们足够轻，我们可以在空间中移动它们，它们也有足够的弹性，在三维空间中可以适应来自四面八方的压力。

韧带也发挥了惊人的作用。它们足够柔韧，可以在关节实现三维运动，并足够强健，可以跨关节的空间对准并引导巨大的力量在骨头之间传递。

骨骼系统中的运动发生在许多层面上。在细胞层面上，每个细胞都在不断分解和建立骨基质及韧带的纤维。在组织层面上，每块骨头和每条韧带都具有某种程度的形状改变能力，以响应穿过它的作用力。在系统层面上，运动发生在两块或多块骨头之间存在关系的位置：关节。

关节

在骨骼系统中，术语"关节"描述两块或多块骨头的表面形成关联且彼此接合的空间。关节更多的是一个活动本体，而不是一个位置，因为它的存在依赖于移动和改变。如果有任何移动发生，无论是多么微小的动作，都会存在一个关节。

通常，按连接两块骨头的组织对关节进行结构上的分类。这些组织可能是软骨、纤维组织、滑液，或三者的某种组合。也可以按所实现的移动程度在功能上对关节进行分类，还有按所涉及的骨头数量和关节的复杂性在生物力学上进行分类。

在瑜伽体式的分析中，我们观察到滑膜关节中的移动，这是人体内最灵活的关节。（其中一些滑膜关节至少有部分是软骨或纤维）。

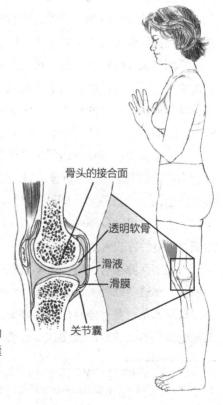

骨头的接合面
透明软骨
滑液
滑膜
关节囊

图3.2 所有滑膜关节都有以下组成部分：骨头的接合面、透明软骨、滑液、滑膜（关节囊滑膜），以及一个关节囊（图中未示出，但存在于实际膝关节中的是半月板）

滑膜关节

滑膜关节从中心开始向外移动，它包括彼此接合的骨头、骨头之间的滑液、产生滑液的膜，以及围绕并保护整个结构的结缔组织（图 3.2）。

更具体地说，骨头端部的接合面被一层具有缓冲和保护作用的透明软骨覆盖。这些透明软骨的层很滑，使骨头端部可以沿彼此滑动，几乎没有摩擦力。

在这些透明软骨层之间，滑液作为润滑剂，有利于接合面的滑动。滑液也会稍微分散关节中的作用力，并充当两个表面之间的液封，就像在两块玻璃中间抹油那样，可以将它们粘在一起。滑液由连接着两块骨头的滑膜（也称关节囊滑膜）分泌。滑膜的存在限定了关节间隙的边界：滑膜以外的一切都不属于关节间隙。

滑膜被形成关节囊的结缔组织层包裹着，以限制由透明软骨和滑液的移动所产生的活动可能性。在关节囊的外部就是纤维，这些纤维增厚，并排列成带状的多缕纤维，即副韧带。这些韧带引导作用力穿过关节，并让动作保持在轨道上。

所有这些成分的表层都是穿越整个关节的肌肉。

平衡的关节间隙

在健康的、正常工作的关节中，两块骨头之间的空间是平衡的，并在该关节的整个活动范围（ROM）中保持这种平衡。平衡与对称性并不相同，在整个运动范围内保持平衡的关节间隙 并不意味着关节间隙 [1] 在每一刻都是均匀分布的。

平衡的关节间隙其实是一组复杂因素的产品，其中包括但不限于骨关节接合面的轮廓、滑液的粘度、关节囊和关节周围的韧带的弹性，以及关节周围的肌肉的各类收缩。在更大的意义上，组织的水合作用、循环系统的效率、神经系统感觉关节运动的能力，以及注意力的集中都有助于这种平衡。

在每块骨头的端部的透明软骨层能够吸收巨大的作用力，并且将作用力分散到骨小梁中，那是骨头的负重支架。然后，作用力一次又一次地穿过骨头和关节，如此行进，直至遇到一个可吸收作用力的表面(如，大地)，或者,通过一些运动(如扔球)将它排出到空间中。作用力还可以被接收并将传递到其他结构，或通过软组织以无益的方式传播。

当关节间隙没有在整个运动范围内达到平衡，并且作用力没有分布在整个接合面上，在透明软骨上就会出现一些磨损。就像体内的其他组织那样，透明软骨不断重塑本身，并且能够修复轻微磨损，不会有长期的影响。（体内还有肌肉等其他组织比透明软骨的重塑速度更快。）如果在较长一段时间内，关节间隙中一

1　我通过身心平衡技法（BMC，Body-Mind Centering）第一次学习到"平衡关节间隙"的概念。BMC 方法的基础是，改变在骨骼系统和韧带系统中的运动模式。

直持续地存在不平衡，那么透明软骨不能自我修复，最终可能会彻底损坏或磨蚀。如果透明软骨被磨蚀，骨头的末端会互相摩擦。这种摩擦最终会刺激骨头不均匀地生长，从而导致在骨头上有更多的摩擦和压力。摩擦和生长的这个周期可能变得相当痛苦，并且是骨关节炎的原因之一。

在关节间隙中缺乏平衡的原因有很多种。有时候，人们只是生下来就没有整齐的关节。更多的时候，挑战源于最终导致关节囊及韧带失衡的低效运动模式、关节周围的肌肉过劳或使用不足，或者是神经系统的习惯模式。这些习惯往往是长期存在的，一直很熟悉，但没有意识到其存在。如果执行的时间过长，或排除任何其他想法，即使是完全恰当的想法、锻炼或概念也可能导致危险。我们对动作的错误想法往往与天生的骨骼及韧带缺陷旗鼓相当。例如，将两肩向后拉，打开前胸，这是一种常见的指引。对于那些肩膀向前佝偻到肋骨前沿的人来说，这是一个有用的指引。然而，如果脊柱有问题，肩部向后拉有可能会增加颈部和上背部的工作，并且无法解决潜在的脊柱问题。另外，这可能偶尔是一种有效的指引，但是，如果有人将肩部继续向后拉的时间过长，那么最终会被拉得太后，导致在另一个方向失去平衡。

关节动作

认为我们人体可以像人类所建立的结构那样工作，这是一个根本性的谬误。人体关节经常被拿来与在施工中用于创建接头的设备进行比较，如铰链或球窝关节。但是，人体关节与那些木材、金属、陶瓷或塑料件之间的接头相比，机理并不一样，部分原因是这些材料的性质。[2]

比较肘关节和铰链的运作，在表面上看可能是有用的，但是这种对比会限制我们对于在关节处如何发生运动的思考。人体内没有什么是完全平坦的或笔直的，也没有小于三维的，包括骨头的关节面。因为这些关节面总是具有体积和轮廓，在关节中的运动始终是三维的。

用于描述在关节处的运动的常规术语"关节动作"，描述的是相当简单的运动，它们是平的、二维的，并且在单一平面中发生。没有一个关节动作考虑到了在每一个关节的运动可能性的体积。

使用二维语言来形容我们的关节动作，其影响是，我们简化了对可能完成的动作的概念，并且简化了我们可以做的动作。所带来的危险是，我们剥夺了自己

2　如果有兴趣阅读更多有关这些差异的资料，可以看看史蒂芬·沃格尔（Steven Vogel）所著的一本令人着迷的书《猫爪和弹弓：自然与人的机械世界（Cats' Paws and Catapults:Mechanical Worlds of Nature and People）》（W. W. Norton & Company，1998）。

的运动选择，并且过度使用我们认为可用的一些选择。

因为在我们的关节中的所有接合面都是三维的，每个关节都能够完成不止一个关节动作，甚至是三四个动作。不可能在每个动作中都有等量的移动，但即使是很小的移动，关节也会在每一个维度上都有移动。这个微小的动作可能对两三个关节有巨大的影响，也许这种影响的后果需要 5 到 10 年才会体现出来。

关节动作的传统定义

描述关节动作的基本术语适用于体内的大多数关节。有几个术语对于特定关节具有特别的含义，有一些术语在多个关节中都会用到，但在不同的关节中有不同的含义。

关节动作的解剖定义经常使用平面来描述移动。平面是指二维表面，并且三个基本平面彼此相交成直角。当平面被定向为在身体的中心相交时，它们可以被用来描述身体内的关系（前和后描述身体部位的矢状关系）或运动（屈曲和伸展描述脊柱的矢状运动）。垂直平面（也称为冠状面或门平面）将身体分为前部和后部。水平面（也称为横断面或表面）将身体分为上部和下部。矢状面（也称为正中面或轮面）将身体分为左右两侧。

脊柱关节动作

下列术语描述在脊柱的关节运动时的运动，以及彼此接合的椎骨。在这些脊柱动作中，脊柱的实际形状会变化，这与让脊柱在空间中移动是不同的动作（例如，在髋部接合，这是在腿部发生的动作）。常见的瑜伽语言（如，前屈）是一种非解剖学描述，指脊柱在空间中的移动或者脊柱关节的屈曲动作（参见第 33 页，第 2 章）。

屈曲——矢状面中的移动，让身体的前表面彼此靠近。

伸展——矢状面中的移动，让身体的前表面彼此远离。

侧屈——在垂直面或冠状面中的移动，让脊柱向其中一侧弯曲。

旋转——在水平面或横断面中的移动，围绕脊柱的垂直轴：

- 在滚动时，脊柱的所有部分都向相同的方向旋转。
- 在扭转时，脊柱的其中一部分与脊柱的另一部分的方向不同。

轴向伸展——沿着脊柱的垂直轴的移动，通过减小矢状弯曲来拉长脊柱。

绕环——在空间中围绕身体的轴线行进的移动，勾画出一个圆锥形状。这与旋转并不相同。

四肢关节动作

以下术语描述可以在上肢和下肢（其中包括肩胛带和骨盆）中发生的关节动作。像脊柱那样，在空间中移动关节与在关节部位的实际接合是有区别的，后者是关节动作。（例如，当举起手臂指向天花板时，肘部的确在空间中移动了，但肘部关节并不一定有动作。）

在所有肢体中的动作

对于下面的关节动作，可以使用相同的术语来描述在各种关节中的运动。具体有哪些骨头参与运动将取决于接合的关节。

屈曲——肢体的前表面朝向彼此移动；根据脊柱、髋部和肩部的不同位置，这种动作可能在任何平面中发生。因为在我们还是胚胎时四肢所发生的螺旋，在膝、踝和足关节中的屈曲使我们公认的腿的后表面彼此靠近。

伸展——前表面远离彼此的运动；同样，取决于脊柱、髋部和肩部的不同位置，这种动作可能在任何平面中发生。因为胚胎螺旋，在膝、踝和足关节的伸展让我们公认的腿的后表面彼此远离。

旋转——围绕肢体轴线的运动；在髋部、肩部和前肢，这被进一步描述为内向（或中间）和外向（或侧向）旋转。在手、足和前臂的旋转有特殊的名称（请参见下文）。

外展——肢体远离躯干或身体中线的运动；对于手、脚和肩胛骨，该术语描述一个更具体的动作（请参见下文）。

内收——肢体朝向躯干或身体中线的运动；对于手、脚和肩胛骨，该术语描述一个更具体的动作（请参见下文）。

绕环——在空间中围绕肢体轴线行进的移动，勾画出一个圆锥形状。这与旋转并不相同。

具体肢体的动作

四肢的某些部分可以执行上述一般术语未予描述的动作。这些关节动作有用于特定身体部位的术语（比如，旋前和旋后，仅发生在脚和前臂，而桡侧弯曲则仅发生在手腕）。在某些身体部位中的某种一般关节动作对于肢体的其余部分而言，可能指的是不同的动作。（对于手来说，外展是指离开中指的移动，而不是离开身体中线的移动）。

手

旋转——围绕手的长轴旋转，当提起手的外边缘时被称为"**外翻**"，当提起手的内边缘是被称为"**内翻**"。

外展——其他手指远离第三只手指的移动。

内收——其他手指向着第三只手指的移动。

桡侧弯曲——手指朝向手的桡侧（拇指）的移动。

尺侧弯曲——手指朝向手的尺侧（小指）的移动。

相对——拇指和小指向彼此移动。

手腕

背屈——运动时手背（后表面）和前臂之间的角度减小。（从胚胎学的角度来看，这是腕关节的伸展。）

掌屈——运动时手掌（掌表面）和前臂之间的角度减小。（从胚胎学的角度来看，这是腕关节的屈曲。）

桡侧弯曲或外展——手朝向前臂的桡侧（拇指侧）移动。

尺侧弯曲或内收——手朝向前臂的尺侧（小指侧）移动。

前臂

旋转——桡骨和尺骨的旋转如果使得它们彼此交叉，则被称为旋前，如果使它们不交叉，则称为旋后。（有时旋前被描述为"掌心向下"，而旋后为"掌心向上"，但掌心的位置并不能准确描述这些动作，因为肩关节和肩胛骨也会有这些动作。）

锁骨

挺起——锁骨的远端在垂直平面中向上移动。

压低——锁骨的远端在垂直平面中向下移动。

向上旋转——锁骨绕其纵轴的旋转，将上表面向后转动。

向下旋转——锁骨绕其纵轴的旋转，将上表面向前转动。

前突——锁骨的远端向前移动，通常伴有肩胛骨前突。

回缩——锁骨的远端向后运动，通常伴有肩胛骨回缩。

肩（盂肱关节）

屈曲——手臂在空间中矢状向前移动。

伸展——手臂在空间中矢状向后移动。

外展——手臂从躯干向侧面打开，并远离身体。

内收——手臂从外展的姿势朝向身体的侧面移动。

水平外展——手臂从在身前的弯曲姿势向侧面打开，并远离身体。

水平内收——手臂从外展的姿势向身体的侧面移动,在身体的前方成弯曲姿势。

前突——在矢状面中让肱骨头滑向前的动作。

回缩——在矢状面中让肱骨头滑向后的动作。

肩胛骨

挺起——在垂直面让肩胛骨滑向上的动作。

压低——在垂直面让肩胛骨滑向下的动作。

向上旋转或旋外——肩胛骨在垂直平面中旋转,使关节窝朝上,并且肩胛骨下角横向移到一边。

向下旋转或旋内——肩胛骨在垂直平面中旋转,使关节窝朝下,并且肩胛骨下角向内移向脊柱。

外展或前突——在水平面内远离脊柱的移动,最终朝着身体的前部包裹肩胛骨。

内收或回缩——在水平面内朝向脊柱的移动,最终在后面将两侧肩胛骨拉向彼此。

脚

旋转——围绕脚的长轴的旋转,当提起脚的外边缘时被称为**外翻**,当它提起脚的内边缘时被称为**内翻**。

外展——前脚掌向着脚的外侧边缘(小趾侧)移动,并且脚跟不动;脚趾朝远离第二趾的方向移动。

内收——前脚掌向着脚的内侧边缘(大脚趾侧)移动,并且脚跟不动;脚趾朝向第二趾移动。

旋前和旋后——对于双脚来说,**旋前**有时被认为等同于**外翻**,有时是**外翻**和**外展**的组合。对于双脚来说,**旋后**有时可以与**内翻**互换使用,有时是**内翻**和**外收**的组合。

踝

跖屈——使脚掌(脚底平面)和前腿背面之间的角度减小的移动;脚尖下垂。(从胚胎学的角度来看,这是踝关节屈曲。)

背屈——使脚的上面(背面)和前腿之间的角度减小的移动。(从胚胎学的角度来看,这是踝关节伸展。)

骨盆

下垂——骶骨独立于骨盆的移动,骶骨的顶部向前倾斜,也称点头,而骶骨的底部(靠近尾骨)向后倾斜。这是在骶骨和骨盆或胯骨之间的骶髂(SI)关节的移动,而不是整个骨盆的移动(后者将是在髋关节或腰椎的关节动作所引起的骨盆向前或向后倾斜）。

反垂头——骶骨的移动，骶骨的顶部向后倾斜，而骶骨的底部（靠近尾骨）向前倾斜。这是在骶骨和胯骨之间的骶髂关节的移动，而不是整个骨盆的移动（后者将是在髋关节或腰椎的关节动作所引起的骨盆向前或向后倾斜）。

关节的活动范围

身体永远不会发生只有一个关节在活动的情况，也不会只执行一个关节动作。在任何给定的运动中，身体都可能要通过 15 个甚至 500 个不同的关节动作的微妙作用来移动，哪怕只是弯曲一条腿或举起手臂。

即使我们只打算完全集中于某个特定的关节，但只要我们开始运动，它就会传递到在骨头另一端的关节，并进入下一组骨头和关节，然后是下一组骨头和关节，再下一组——最终进入脊柱，并一路传递到外围。如果你被动地躺着，有人来移动你，那么这种移动仍然会通过你的组织以某种方式传递下去。

因为运动在身体中的这种传递方式，所以如果只把重点放在一个关节的活动范围，那是不切合实际的。虽然熟练的动手实践者有可能有效地隔离出一个关节，并确定在骨骼和软组织中有多少运动，但只要我们开始自主地运动，就必须考虑到在体内的其余运动选择。

观察一个人运动的整体性时，可以看到当运动似乎停在一个关节时，它会转移到下一个关节。有时它会跳过不容易移动的关节，或者动作变小，因此很难察觉，但它总是会到某处去。

我们不应集中于特定关节的活动范围，而应该观察骨骼系统中的整体运动模式：观察在哪些地方的运动较多，并且比较容易，观察在哪些地方的运动较少，并且似乎更有挑战性。然后询问如何保持平衡：如果有人做到了某个关节的极限，这种运动是否可能在下个关节中完成？是否有些关节在所有运动中都过度移动？是否有些关节完全无法活动，仿佛没有关节那样？它也可能是注意力的问题：无论一个人是柔韧性非常好还是非常僵硬，其身体中都会有些地方是自己很了解的，而有些地方还存在更多的未知因素。

结束语

是否成功完成某个瑜伽体式（或任何运动），应该通过全身的平衡或内在平衡的质量来进行衡量，而不是只考量单一关节的活动范围。骨骼系统中的这种质量源于每个关节中有平衡的关节间隙、在骨骼和关节中有明确的运动传递途径，以及就我们的整体身体系统而言，对我们个人模式的认识。

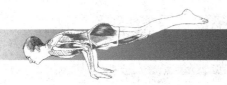

如果说骨骼系统的工作是由韧带通过骨骼以关节允许的任何安排来转移重量和作用力，那么，肌肉系统的任务就是将骨头移动到位，让骨头可以完成其工作。肌肉创造运动，关节支持运动，而结缔组织在各组织之间传递运动。骨头吸收和传递运动，神经协调并组织整个华丽舞步。

肌肉一起工作，提供大量潜在的运动选择。这些选择影响到身体中的每一个关节。肌肉的工作不是孤立的，从来没有一块肌肉的工作可以脱离其他肌肉的支持和调节。无论距离远近，每块肌肉都会对其他所有肌肉产生影响。

从历史上看，肌肉一直呈现出一个简单的、线性的范例，这导致一些误解，如下所示。

- 肌肉作为离散单元工作。
- 对于每一个身体，同样的肌肉群总是产生相同的关节动作。
- 肌肉越结实，就能越好地发挥作用。
- 肌肉总是以相同的方式相互关联。
- 有一组正确的肌肉群用于执行任何移动。

为了理解为什么这些假设是不正确的，有必要研究肌肉的基本解剖结构。

肌肉解剖基础

我们通常认为，工作的肌肉实际上是由至少4种不同的组织构成的器官：肌肉组织、结缔组织、神经和血管（第56页图4.1）。肌肉组织本身具有收缩和产生运动的能力。结缔组织将收缩的力量传递给与肌肉连接的任何东西，例如骨骼、器官或皮肤。神经告诉肌肉何时用力、持续多长时间以及需要多大强度，而血管提供营养，使肌肉组织可以保持活跃。

试试这个实验：仰面躺下。向两侧张开双臂至感觉舒适的水平，掌心朝上。双腿可以弯曲或伸直。花一些时间来适应这个姿势。然后，首先尝试非常小的运动，开始摆动手指。

在摆动手指时，能否感觉到前臂的肌肉如何被触发活动？上臂的肌肉又如何？肩膀和上背部的肌肉呢？能否感觉到脊柱周围的肌肉响应手指的摆动？下巴的肌肉又如何？能够跟踪脚的移动吗？

如果觉得运动好像没有传递到任何地方，看看是否能感觉到它的停止。肌肉中是否存在任何没必要的紧张？能否放松，使运动可以轻松地在全身传递？

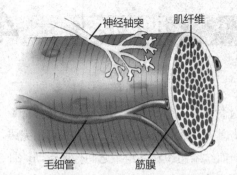

图 4.1 肌肉由一起工作的几个组织组成：肌纤维、神经、毛细管（血管）和筋膜（结缔组织）

肌肉分为三种基本类型：骨骼肌、心肌和平滑肌。

骨骼肌一般附着在骨头上，并在关节产生运动。它具有明暗交替的肌纤维带，赋予了该组织的条纹外观。骨骼肌是由躯体神经系统控制，这使得它的许多功能是自愿的，或是受到我们有意识的控制。心肌位于心脏，平滑肌则位于血管、呼吸道和内脏器官。心脏组织也是条纹状的，但由自主神经系统和来自内分泌系统的激素控制。平滑肌不是条纹状的，但像心肌那样，它由自主神经系统和内分泌系统控制。

我们用肉眼看到的骨骼肌组织是由肌肉束组成的。肌肉束是由多束肌纤维组成的，而肌纤维是实际的肌肉细胞。在肌肉细胞里面的是肌原纤维束（或称为肌丝；参见图 4.2）。每束这些肌原纤维、肌细胞和肌肉束都被裹在一层结缔组织中，所有这些结缔组织层都在肌肉末端会合，形成肌腱和将肌肉连接到骨骼的其他组织（图 4.3）。

图 4.2 肌腹由肌肉束组成，后者由包含肌原纤维束的纤维（肌细胞）束组成

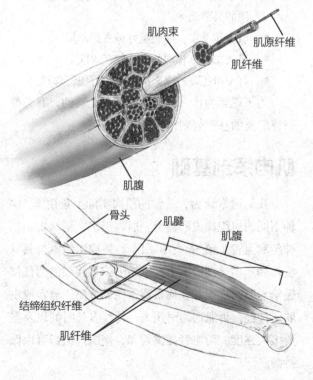

图 4.3 结缔组织的纤维（白色）穿过肌肉（红色）。结缔组织在肌肉的两端会合，形成连接到骨头的肌腱

　　肌原纤维是由粗肌丝和细肌丝组成，它们并排在一起，并相互重叠。这些肌丝被拧成分子链，可以产生收缩。

肌肉收缩

　　肌肉细胞收缩时，分子创造并释放粗细肌丝之间的结合，成为彼此的棘轮，并产生滑动，增加它们的重叠，将肌原纤维的两端拉近。如果缩短足够多的肌原纤维，则整条肌纤维滑动的距离更短。随着越来越多的肌肉纤维接触，它们试图让肌肉两端的附着点向着彼此滑动，从而缩短整块肌肉。

　　整块肌肉是否的确缩短了，这取决于外部因素，尤其是有多少阻力存在。如果只有一些肌丝在细胞内一起滑动，它们可能不会产生足够的力量去克服与肌肉连接的任何结构的重量，比如，臂的重量或头的重量。身体某个部分的重量是由重力产生的阻力，这是在这个星球上的一切的基本阻力源。我们每次举起手臂，站起来，翻身或喘口气的时候，都要克服这种作用力。还有更多阻力来自于其他作用力，如所携带物品的重量、反向的肌肉收缩，甚至情绪状态（如紧张、愤怒，或者努力不让自己哭出来，往往都会产生阻力，而放松、快乐或解脱通常会减少阻力）。

　　肌肉的收缩并不是全有或全无的方式。所有的纤维不一定会同时收缩，这意味肌肉产生的力量可以精确渐变，具体是由神经系统和肌肉之间的对话进行协调的。因为肌肉以这种调节方式工作，即使纤维可能会主动收缩，最终结果也并不一定是缩短了肌肉。外部作用力大于肌肉所施加的力量时，肌肉实际上可能会活跃并拉长。

　　"向心"、"离心"和"等长"被用于描述肌肉的动作（第 58 页图 4.4）。这些术语实际上描述了肌肉及其所遇到的阻力之间的关系所产生的影响。

　　向心收缩　肌纤维收缩，产生比所存在的阻力更大的力量，以使肌肉两端向彼此滑动，并且肌肉缩短。

　　离心收缩　肌纤维收缩，产生成比存在的阻力更小的力量，使得肌肉的两端向彼此分离的方向滑动，肌肉实际上会拉长。肌肉在拉长时保持活动，所以这与放松肌肉是不一样的。

　　等长收缩　肌肉纤维收缩，产生与阻力相等的力量，使得肌肉的两端既没有向彼此分离的方向移动，也没有向

肌肉其实没有屈曲或伸展；这些术语描述的是关节动作。准确来说，肌肉使用收缩来产生所有关节动作，包括屈曲和伸展。

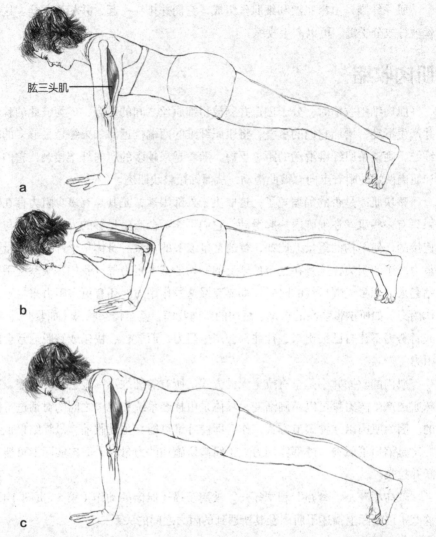

肱三头肌

a

b

c

图 4.4 肱三头肌中的等长收缩、离心收缩和向心收缩的示例，（a 到 b）从平板支撑转移到俯卧撑（离心），（b 到 c）从俯卧撑回到平板支撑（向心），（a 和 c）保持平板支撑（等长）

彼此移动，并且肌肉的长度不会改变。可以对等长收缩进一步加以区分：有意克服试图移动你的其他某种阻力而保持静止，有意移动但不能够克服运动的阻力，这两种体验之间存在差异。在向心收缩后保持等长收缩，和在离心收缩后保持等长收缩，这两种情况的体验也不一样。

　　放松的肌肉通常是指肌肉纤维的收缩是无意的，或不是自愿的。然而，如果一个人是有意识的（即使在睡觉），肌肉纤维中也总是有一定的紧张度，以维持肌肉的静止性肌张力。这种静止性肌张力让肌肉随时准备好响应，而我们坐、站立和行走过程中使重量和平衡有轻微变化时，姿势肌肉会自动调整。

在健身和运动训练领域中，"拉长"和"拉伸"这两个词的使用有许多差异。重要的是要明白，肌肉可以拉长保持活动（离心收缩），也可以拉长并且不活动（放松的肌肉），或者可以拉长，并从活动逐渐变为不活动，或反过来。

在任何这些情况下，肌肉都会拉长，因为外力（例如重力的拉力，或另一肌肉的拉力）比被拉长的肌肉所产生的影响更大。拉长肌肉并不一定意味着放松它。

"拉伸"这个词有时可与"拉长"互换使用。如果该术语仅仅意味在肌肉的附着点向彼此分离的方向移动时改变附着点之间的距离，"拉伸"和"拉长"确实可以互换。

但是，如果"拉伸"意味着在肌肉中的特定品质感觉，那么它与"拉长"不可互换。有可能在拉长肌肉时并没有拉伸的感觉——事实上，我们大多数人总是会这样。走路、说话，或者拿起一个杯子等动作都涉及到拉长和缩短肌肉，但往往完全没有任何特殊的肌肉感觉。

起端和附着端的误区

肌肉连接到骨头的地方常常被分类为*起端*和*附着端*。起端是指靠近躯干或身体中心的连接，而附着端是指离中心较远，更靠近手指、脚趾、头骨或尾骨的连接。其基本含义是，起端是固定点，而附着端是移动的点；然而，这仅仅适用于我们的某些动作。每当我们的躯干在空间中移动时，我们就要颠倒所谓的起端和附着端。

这种连接点分类还暗示了肌肉从一点到另一点的生长，它们由于某种未知的原因从起端向附着端生长。但是，从胚胎发育的角度来看，事实并非如此。相反，未来的肌肉细胞簇转移到它们未来的家的区域，并且一到达那里就马上开始排列自己。它完全不是一个线性的点对点过程。

肌肉关系

没有任何肌肉的工作是独立的；在肌肉系统的复杂网络中，所有肌肉都不断的互相合作，通过结缔组织的基体平衡、加强、调整和调节彼此。

肌肉之间的关系可以通过多种方式来组织。我们可以将重点放在一个关节周围的肉如何相互平衡、从深层到表层的各肌肉层如何产生不同的效果，或者肌肉和结缔组织运动链如何使四肢和躯干成为一体。

主动肌与拮抗肌对

组织肌肉的常见范例之一是主动肌与拮抗肌对。这种观点适用于特定的关节动作，以及产生和调节这些关节动作的肌肉。

起始位置是某个特定的关节、中心关节和某个特定的关节动作。对于每一个关节动作，都有导致运动的肌肉和对抗运动的肌肉。产生关节动作的肌肉被称为主动肌，或原动肌，而产生对抗关节动作的肌肉被称为拮抗肌。[1]这些"主动肌-拮抗肌"对可以在脊髓层面上的神经系统中有直接的关系。该肌肉对中的其中一块肌肉作用时，另一块肌肉接收一个消息，并做出响应和调节。这种关系被称为相互支配或相互抑制。不是所有的"主动肌-拮抗肌"对都具有脊髓层面的关系；有些肌肉是通过在脑中更高层次上记录的重复运动模式配对在一起的，而不是记录在脊髓中。

主动肌和拮抗肌的作用是相对的，随着中心关节和关节动作的变化而变化。这些术语描述的不是肌肉本身中所固有的绝对品质，而是在某个特定关节和特定时刻中，该肌肉与另一块肌肉的关系。到底肌肉是拮抗肌还是主动肌，这取决于哪个关节和什么关节动作是中心点，以及在哪里发现运动的主要阻力（图4.5）。

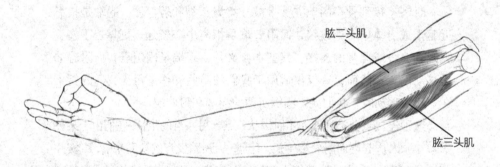

肱二头肌

肱三头肌

图 4.5 中心关节是肘关节，并且关节动作是屈曲，以抵抗重力时，肱二头肌是主动肌，而肱三头肌是拮抗肌

支持和调节主动肌或拮抗肌的动作的肌肉被称为协同肌。协同肌的作用也包括在关节处最小化过量运动，或稳定身体的一部分，以支持在另一部分的运动。协同肌以这种方式来起到稳定作用时，它们也被称作固定器。另外，术语"协同"被用来描述配合工作，共同产生一个动作的整个肌肉群。协同肌对于保持平衡的关节间隙和关节的健康都至关重要。

---

1 主动肌（agonist）这个词来源于希腊语，意思是竞争者或参赛者。拮抗肌（antagonist）源于希腊语中的对手。

探讨在单一中心关节处的某个特定动作时，将肌肉编组成"主动肌－拮抗肌"对是非常有用的。为了考虑不同的关节如何相互关联，研究肌肉之间的其他关系类型也是非常重要的。

单关节和多关节肌肉 [2]

肌肉群和每块肌肉都有多个层次。在四肢中，最深的肌肉层最接近骨头，而浅层肌肉则比较接近皮肤。然而，在躯干中，一些最深层的肌肉比骨骼更深，它们最靠近胸腔、腹腔或骨盆腔及器官。

有时，即使在一个简单的动作中，在第一部分运动中的拮抗肌变为在第二部分运动中的主动肌。例如，手臂向侧面伸展至平行于地面，并且肘部弯曲，使得手移向肩膀，在第一部分运动（使前臂垂直于地面）中，肱三头肌拮抗肱二头肌的动作。在第二部分运动（使前臂从垂直于肩）中，肱三头肌成为主动肌，起离心作用。

不同的肌肉可以跨越不同数量的关节。有些可以跨越一个关节，有的可以跨越两个关节；在手和脚中的一些肌肉跨越 8 或 9 个关节，而脊柱中的一些肌肉则跨越 12 至 15 个关节。膈可以对超过 100 个关节产生影响。它通过筋膜和骨骼连接直接跨越其中一些关节，并影响其他关节。

也有少数例外，肌肉或肌肉组织的层次越深，它就越短。[3] 跨越一个关节的最短、最深层的肌肉被称为"单关节肌肉"或"一关节肌肉"。这些单关节肌肉都有非常具体的动作，并在每一个关节处支持关节接合与识别。它们对于每一个关节的完整性和取向都是必不可少的。

随着肌肉层变得越来越浅，它们变得更长、更宽，并跨越更多关节。如果一块肌肉跨过多个关节，每当它工作时，它都会直接影响它所跨越的所有关节，并间接影响体内的所有关节。如果这些较长的肌肉跨越两个或以上的关节，则被称为多关节肌肉。多关节肌肉将肢体的所有部分连接在一起，并且它们让四肢与躯干成为一体。它们让我们有能力克服重量，并在空间中移动整个身体，或者，有能力通过膈来协调躯干中复杂的形状变化。

每个关节的周围都有单关节肌肉和多关节肌肉。每个关节都有可能完成离散的特定运动，并有可能被整合到穿越整个身体的运动流程中。

如果我们忘记自己有可能利用各个关节的特殊性和拼命来移动，我们可能永远也找不到自己可以实现的某些动作。我们只使用较大、较浅层的肌肉时，我们

2　虽然术语"单关节"和"多关节"并不是身心平衡技法（BMC，Body-Mind Centering）专用的，在 BMC 中重构肌肉模式是我曾接触过的对这些概念的最复杂应用。

3　例外如下：在手和脚中的趾短伸肌，它位于趾长伸肌的上面，还有在躯干中的腰小肌，它沿腰大肌的表面分布。另外，腰大肌与膈都是体内一些最深层的肌肉，并且都跨越了许多关节。

就太辛苦了。在另一方面，我们只专注于深层的单关节肌肉时，我们可能会忘记考虑运动的整体性。所有层次对于健康、高效的关节运动都是必不可少的。

肌肉的动力学链

除了检查在某个关节周围的特定肌肉，或由深到浅的肌肉层之外，我们也可以考虑肌肉如何一起工作的动力链。[4] 在这种情况下，我们不再考虑独立的各块肌肉，而是探讨它们由结缔组织连接成长长的动力作用链的方式。

每当我们使用一块肌肉时，它都通过结缔组织对身体的其他部分产生影响。在身体的任何部位，都通过链接各肌肉的结缔组织的直接关系让运动循着从一块肌肉到另一块肌肉的动力链传递，并通过神经系统的感觉运动通路，按顺序触发肌肉动作。

清楚穿过骨骼的重力和被动停留在关节中的重力之间存在巨大的差异。在这种情况下，重力停留在关节中时，关节周围的韧带必须克服重力，而重力并没有清楚地从一块骨头传递到下一块骨头。

在生活中，我们从来不会只使用一块肌肉来完成一个任务。在一个有效的综合性动作中，我们要运用足够的肌肉，获得足够的力量去完成任务，但又不应花费太多能量或涉及过多肌肉，以免阻碍自己。

骨骼肌的基本原则

以下是对肌肉与骨头和神经如何关联工作的基本思路。理解这些原则有助于认识肌肉系统的复杂性和精密程度。此外，这种认识可能会防止因过度简单化而限制了我们的运动的选择。

骨头支撑重力；肌肉移动骨头。骨头到位传递重量，以及它们实际上试图自己承受重量时的工作方式之间也存在着巨大的差异。

肌肉承担负重的功能时，它们会劳累过度，并且变得僵化和固定。如果由骨头承受重量，那么肌肉可以保持不断移动，不断地进行微调整，以产生高效的运动和动态的静止，而不是在关节处的断路和锁定。

肌肉可以调整张力的时候，就会达到最佳工作状态。"张力"这个的基本定义就是随时准备好作出回应。张力较高的组织在引起响应之前需要较少的刺激，因为组织对响应准备得更好。另一方面，张力较低的组织在响应发生之前需要更多的刺激。

4　我在研究拉班运动分析（Laban Movement Analysis）和巴特尼夫基础（Bartenieff Fundamentals）时第一次遇到"动力学链"这个词，但多种治疗方法都会用到它。

虽然它与灵敏度相关，但两者并不相同。组织可以非常敏感，并且张力较低。它可能会注意到非常细的刺激，但不会做出反应，除非它接收到大量同类的刺激。或者，组织可能有较高的张力和较低的灵敏度，在这种情况下，它已准备好随时响应，但实际上并没有响应，因为它没有感受到任何刺激。

所有组织都需要能够改变张力，以响应内部和外部环境中的变化。重要的不是张力的绝对状态，而是组织的适应能力。

如果肌肉或肌肉群的张力太低，需要某块肌肉参加一个任务时，它可能没有准备好，其他肌肉则必须补偿。这会导致关节间隙不平衡、韧带扭伤和肌肉扭伤。

另一方面，如果肌肉或肌肉群的张力过高，肌肉组织燃烧不必要的能量，更可能过度劳累，并导致关节间隙的不平衡，引起受伤。

因为肌肉有丰富的神经末梢，它们能够非常复杂地校准其张力。这意味着它们可以非常有效地利用刚好足够的力量来完成其任务。

肌肉调整张力，并通过克服阻力来培养意识。肌肉组织中的神经系统受体被称为纺锤体，这是一种特殊的本体感受器，也称自传感器。它们感受到的其中一件事情是，它们遇到阻力时，肌肉中会发生什么。然后，这些本体感受纺锤体使用该信息来设定肌肉的张力水平，使每块肌肉都能满足或匹配它所遇到的阻力。

肌肉通过满足越来越大的阻力来积累张力。阻力是本体感受器的重要反馈源，并以感测肌肉组织和阻力源（通常是重力）之间的关系为基础。肌肉有机会处理许多不同程度的阻力时，它就可以学会适应和校准其肌肉张力的水平。

没有阻力时，肌肉中的神经末梢没有得到反馈，而且肌肉不能使用神经来感测张力的变化，也无法微调肌肉张力。[5]

肌肉的拉动力。在向心收缩中，肌肉的拉动力大于阻力。在离心收缩中，肌肉的拉动力小于阻力。在等长收缩中，肌肉的拉动力与阻力完全一样。

在所有这些情况下，肌肉爆发，也就是在肌原纤维中的分子形成棘轮，一起产生拉动力。肌肉从来没有主动地推开纤维，使它们彼此分离，发生这种情况是因为阻力大于所生成的拉动力。

那么，为什么我们可以推开东西？任何关节动作中，都有一部分肌肉被拉长，也有一部分肌肉被缩短。无论关节是屈曲、伸展，还是旋转，都有一些肌肉被拉长，有些肌肉被缩短。缩短的肌肉是向心收缩；拉长的肌肉有不同程度的放松或离心收缩。

柔韧性和强度是神经系统和肌肉之间的关系。柔韧性的经典定义是肌肉拉长

5　神经系统并不是我们获得人体信息的唯一途径。细胞能够通过身体的体液系统直接彼此通信；近分泌、旁分泌和内分泌信号就是这样的例子。

的能力，而强度的经典定义则是肌肉产生力量和速度的能力。肌肉中的柔韧性和强度是神经系统的功能，也代表肌肉纤维和结缔组织调整长度的能力。

在绝大多数情况下，柔韧性并不是由肌肉或构成该肌肉的肌纤维的实际物理长度来确定的。肌肉的静止长度、张力，以及它要拉长的程度都是由肌肉中的本体感觉神经末梢设定的。此设定是在神经系统中根据以往判断方面适当、安全和可行的经验而建立的。

肌肉的强度更依赖于它的物理性质，包括肌肉纤维的实际数目。肌肉强度也是神经系统调用纤维并组织周围肌肉和动力学链方式的产物。如果神经系统调用和组织肌肉的方式是低效的，它会降低肌肉的有效强度，因为它会导致肌肉必须努力克服来自体内其他肌肉的阻力。

提高柔韧性和强度是通过有意识地关注和实践对神经系统进行再教育的过程，它也是拉伸和重复的过程。

结束语

肌肉在关节周围，并且包裹着骨头，其螺旋形式的层次复杂得令人难以置信。从胚胎学的角度而言，肌肉遵循从身体中心流出到四肢的体液通路。肌肉通路的三维性使它们能够对它们所移动的骨头产生难以置信的微妙影响。

在三维模式中，很明显每个人的肌肉都交织在一起，形成动态拉长和缩短的独特模式，产生日常生活的动作，如步行和聊天、打开瓶子或刷牙。就产生协调运动的模式而言，每个人的模式都是不同的。

有关肌肉的传统观念限制了我们的运动选择时，我们最终对肌肉在产生运动和支撑过程中所发挥的作用会形成错误的概括和假设。

如果我们预期，在任何给定情况下，每个人都以同样的方式使用自己的肌肉，会发生什么？假定肌肉要按"正确"的顺序来执行动作？假定这种方式适用于每一个人？并且假定增加锻炼强度就会使一个人更强壮？

如果我们认为可以对在每个人和每个运动选择中所表达的肌肉动作的独特而复杂的序列做出决定性的完整分析，我们就给自己设下了障碍，并限制了新的选择可能出现的方式。如果我们改用开放性的心态去观察，研究每个人的模式，那么就变成一个机会，让我们可以见证这一点：让我们成功执行最简单动作的方式多得令人难以置信。

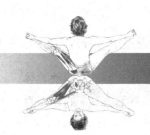

体式，即瑜伽姿势，是体验的一个容器。体式并不是强化或拉伸特定的肌肉或肌肉群的练习，但它可能会有这种效果。

这是我们临在的形式、我们进入和离开的形状，我们在生命不断的运动中可能会选择暂停的地方。在瑜伽姿势中，我们体验永不休止的运动和呼吸过程的交叉，在时间上无限地向前和向后延伸。

每个体式都是一种全身的练习，我们可以看到事情是如何产生的，它们是如何持续，以及如何化解或转化的。我们可以看到，进入姿势、在姿势中以及离开姿势的体验如何影响我们，以及这些体验可能如何影响我们在生活中遇到变化的其他方面。只要我们身处空间和时间的矩阵之中，就从来没有真正地静止过。[1]

虽然我们可能会选择关注一个姿势的不同方面，但体式本身就综合了所有可能的关注点，并且整体的体验大于各部分之和。

什么是体式分析

那么，我们如何才有可能分析体式的解剖结构？因为我们相信，体式更多的是一个过程，而不是最终产品，在撰写本文时，决定要拍摄哪些动作和关注哪些部分的解剖结构并非易事。

出于这本书的目的，我们试图找到那些能够在常见体式中捕捉到最易识别的部分的时机，并从肌肉骨骼系统的和呼吸机制的角度去分析它们。我们同样也可以选择把重点放在器官、内分泌系统或结缔组织，并每一个体式中找到同样吸引人的讨论点。

在每一个体式中，我们都选择一个起始姿势，然后决定骨骼性关节动作，以及可能引起体式的肌肉性关节动作。

起始姿势和支撑面

在生命的最初几年，婴儿就学会基本的运动技能：如何使用不同的支撑面，

---

1 每个身体动作都嵌入在一串无限的事件链中，我们只能从中分辨出前面几个相邻的步骤，并偶尔分辨出那些随后的 "（拉班1966，第54页）。

如何协调与重力的关系，以及如何在空间中移动。

支撑面是身体在地面上的各个部分，重力通过它们被传递至地球，最终在体内产生一些向上的支撑能量。当我们改变自己的支持面时，我们改变了自己对重力和空间的关系的体验。

双脚（支撑腿和骨盆）的进化就是专门为了让成人做到这一点。通过站在地球上可以学到的知识也可以应用到自己可能会体验到的其他支撑面。也许这正是许多瑜伽传统都将简单的站姿视为体式练习出发点的原因。

本书中的姿势按支撑面所确定的起始姿势排列。任何体式都可以有多种起始姿势；我们尽量选取每个姿势的最简单的切入点。

站式——支撑面在脚底（第 71 页）。

坐式——支撑面在骨盆底（第 125 页）。

跪式——支撑面在膝盖、小腿和脚背（第 163 页）。

仰卧式——支撑面为身体的背面（第 181 页）。

俯卧式——支撑面为身体的正面（第 211 页）。

臂架式——由上肢支撑（223 页）。

骨骼关节分析

在识别体式的支撑面之后，我们分析在骨骼关节中的移动，提出下列问题。

中轴骨骼

脊柱在做什么？

它在保持某个形状并在空间中移动吗，或者它实际上有接合吗？

如果脊柱有接合，那么关节动作是什么？

如果脊柱没有接合，并且在空间中有移动，那么真正接合的是什么？

附肢骨骼

中心关节是什么关节（关注点）？

中心关节是否有接合或在空间中移动，或两者兼而有之？

如果中心关节有接合，那么关节动作是什么？

如果中心关节在空间中有移动，那么真正接合的是什么？

注意，因为图像只记录了从运动的完整过程隔离出来的某个时刻，没有办法知道运动发生的顺序。所列出的顺序并不代表什么顺序是最好的、适当的或最有效的。进入或离开这些姿势并没有正确的唯一方式，而且所做出的每个选择都会产生不同的体验。

肌肉系统分析

一旦明确什么是主要的关节动作，那么我们就可以考虑肌肉。这是一个更复杂的过程，因为我们必须要考虑到与重力及其他主要阻力点的关系，以确定有哪些肌肉有可能参与。为了缩小要关注的肌肉的范围，我们提出下列问题。

接合的关节

关节动作是什么？是什么导致关节动作？

是否和重力一致，使身体或四肢的重量能够产生关节动作？（如果是这样，我们就要寻找调节重力作用的离心肌肉动作。）

关节动作是否涉及将身体或肢体的重量抬离地面，或通过移动来对抗另一种阻力？（如果是这样的话，我们要寻找克服重力作用的向心肌肉动作。）

没有接合但保持某个位置或中间对位的关节

如果没有活动的关节，是否有外部力量（如重力或其他身体部位的动作）拉动关节远离对位？（如果是的话，则即使在关节中没有变化，也可能有必要改变肌肉的动作，以便在空间中移动时保持对位）。

我们可以理解，在这一点上可能出现的问题是：既然都是静态的姿势，为什么不是所有的肌肉都只做等长收缩？

我们描述的是如何从起始姿势进入这个姿势，而不是如何保持姿势。即使长时间保持某个姿势，让你从起点进入这个姿势的肌肉动作都可能仍然存在。

我们是永远不运动的，这种想法是一种幻想，是 maya（这是一个梵语单词，意思是源于物质世界的短暂真理）的面纱之一。在最基本的层面上，呼吸结构的动作从未停止。我们可能会谈论最后的姿势，但事实上我们所保持的印象是运动过程的一种快照，这种运动在时间中向前和向后无限延伸，是永无止境的。只要我们活着，我们就从来没有真正静止过。

针对每个姿势的信息

偶尔有些姿势会有变式，但每个姿势说明都包括以下几个部分。

名称——每个体式都提供梵文名称和翻译的英文名字。此外，添加一些描述性文字来澄清姿势名称的含义或背景。

分类——按姿势的对称性、支撑面和总体动作（前屈、扭转、平衡等）对其进行分类。

骨骼关节动作——根据关节动作（屈曲、伸展、内收、外展、旋转等）识别在进入体式的过程中所涉及的主要关节。

肌肉关节动作——按收缩的类型（向心、离心或等长）、肌肉名称，以及肌肉的总体动作识别产生关节动作的肌肉。

备注——从某个角度来说，瑜伽是揭露和解决人体系统中的障碍的实践。练习瑜伽体式是了解这些障碍并从中学习的一种系统方法。本书提供最常见的观察潜在障碍的机会，以及针对深化探索的建议。

呼吸——概述了特定形状变化对呼吸机制的挑战。

附图

在这本书中的体式图像以各位模特在多次练习中拍摄的照片为基础（图5.1）。有些角度很不寻常，因为它们是用一块大的亚克力板从下面拍摄或使用梯子从上面拍摄的。

解剖插画家用这些照片作为参考，她将自己的骨架摆成不同的姿势，并手工勾画出骨头的形状。经过一轮修正后，使用计算机软件添加肌肉和其他结构，并再通过若干轮修正和调整才产生最终的图像。

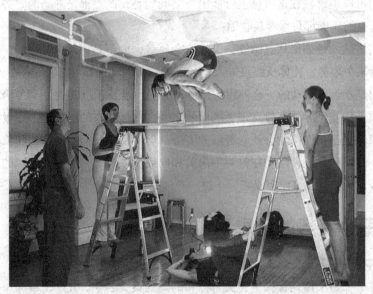

图 5.1 本书的照片拍摄于纽约市呼吸项目。雷斯利·卡米诺夫（左一）监督，摄影师莉迪亚·曼从压克力板下面拍摄德里克的鹤禅式（bakasana）。珍妮特和伊丽莎白扶住梯子。从这张照片所产生的最终图像显示在第232页

　　每幅图像中的结构标注，以及各种箭头和其他指示都是最后添加的。图中标注的肌肉有时仅供参考之用，在那个特定的体式中并没有活动。如果在文字介绍中发现未在附图上标注的肌肉，请使用书后的肌肉索引来查找该肌肉的图示。

结束语

　　要说出在每个体式中的关节动作和肌肉动作，这可是一个挑战。每个身体都是独一无二的。每个身体对重力的响应方式都不一样，通过不同的途径调用肌肉，而且关节囊和韧带都有不同的张力。两个人可以使用不同的肌肉来产生同样的关节动作，然后对同一体式有着完全不同的体验感觉。我们每个人都有自己的方式去分辨伸展和拉长、工作和保持，或疼痛和放松等感觉。

　　在少数情况下，我们列出拉长但不一定正在活动的肌肉（因此将其描述为被动拉长），以区分在离心收缩中主动拉长的肌肉。对于一些人来说，这些肌肉会产生拉伸的感觉。

　　但对于其他人来说，直到远远超出适当的运动范围才会有拉伸的感觉。对于另外一些人，这些肌肉实际上可能很容易拉长，它们可以更好地完成离心收缩并调节运动范围。

　　我们有关如何完成某个体式的选择将取决于我们的起始条件。举例来说，如果我的肩膀活动没有受到限制，那么我可能会考虑内部相对于肩胛骨转动肱骨，而我的邻居的盂肱关节移动能力较差，她就需要活动手臂尽量打开它。这两种动作在下犬式（adho mukha svanasana）中都是可行的，因为体式（在身体层面）的观点并不是做得对，而是要找到身体各个部分之间的关系，让体式的体验在整个身体中产生共鸣——细胞、组织、体液和系统。

　　我们无论是从骨骼和肌肉，还是从内分泌系统或血液发起运动，这些方式都会对运动的质量产生巨大影响。通过练习和大量的观察，我们可以从发起位置看到运动如何在全身旅行，以及对身体系统产生的效果。了解我们在进入某个体式时激活了什么，会有助于理解体式的性质，以及它对骨骼、肌肉、神经和内分泌系统、心灵及精神所产生的影响。

　　体式并不仅仅是四肢和脊柱的最终姿势，而是进入这一姿势的全过程。如果我们研究这个过程，而不是最终产品，就能找到一些变化来增加或减少体式的挑战，而不会觉得自己一定要将头碰到膝盖，或手碰到地板，或其他一些具体的目标才算真正做到某个体式。我们能够根据个体调整体式，使得每个人都可以找到独特的体式实现。

因为从本质来讲，瑜伽练习是体验性的，本书中的信息意在启发大家去探索自己的身体。也许在阅读本书后，你会更清楚地了解自己所体验的过程。而另一方面，一些解剖细节可能会让你感兴趣，并推动你对所描绘的某个姿势进行研究。在这两种情况下，如果本书在你的这些探索中提供了支持，那么本书就达到了目的。

请把这些想法作为讨论和探索的出发点，而不是如何实现某个姿势的最终结论。然后，一旦你找到了自己的进入方法，就请尝试相反的方向！

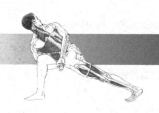

在我们站立时，重量被放在身体中为了保持独特的人类姿态而专门进化的唯一结构上——脚。脚的结构以及它们的肌肉，展示了和大自然协调并消除对抗力量的无与伦比的能力。

对于大多数人在文明世界的使用方式而言，这些神奇的结构其实是大大地过度设计了。硬鞋和铺砌的路面让我们的双脚变得被动和笨拙。幸运的是，瑜伽练习通常是赤足的，大部分的注意力都在于恢复脚和小腿的力量及灵活性。

在瑜伽练习中，早课经常集中于直立这个简单的动作，这是人类从大概一岁的时候就开始做的事情。如果能够感觉到体重释放到脚与大地之间的 3 个接触点，就可以感受到地球通过足弓及其控制肌肉的动作还给你的支持。

帕坦加利在《瑜伽经》第 2 章中对体式的基本描述是 sthira sukham asanam，"放松和支撑"、"给予和接受"以及"吸气和呼气"，这些都是该描述的翻译。T.K.V. 德斯卡查尔在翻译中做了很好的总结，他将 *sthira* 定义为"警觉而不紧张"，将 *sukha* 定义为"放松而不迟钝"（《瑜伽之心 II.46》）。从站立姿势学习到的基本经验可以启发其他体式练习。

站姿是重心最高的起始姿势，根据定义，稳定重心的努力使得站姿成为 brhmana（参见第 1 章，第 20 页）。

Tadasana

山式

tah–DAHS–anna

tada = 山

这个姿势的名称会让人想起支撑面稳定、稳固，而顶部到达天际的景象。

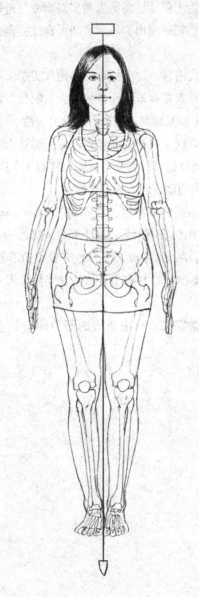
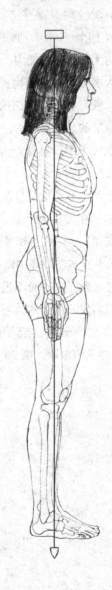

分类

对称站姿

骨骼关节动作

脊柱	上肢	下肢
中间位伸展或轻度轴向伸展	中间位伸展，前臂旋前	髋关节内收和中间位伸展，膝盖中间位伸展，踝关节背屈

说明

　　躯干中各种各样的肌肉参与向心收缩和离心收缩的组合，以维持脊柱在重力作用下的弯曲。在不同类型和程度的收缩中，每个人都有的不同屈伸肌群是活跃的，以保持所需的姿势支撑。

　　足弓参与其中，并与盆底、下腹部、肋骨、颈椎和头顶的支撑连接。

　　在不稳固的基础上无法建

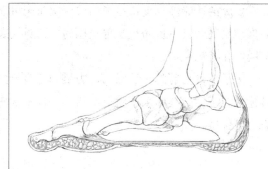

无肌肉支撑和具有充垫物的脚：脂肪垫（黄色）和足底筋膜（蓝色）。脚的肌肉占据足底筋膜和骨头之间的空间。

造任何持久的东西。这也许可以解释为什么许多瑜伽传统都以山式作为体式练习的起点。有趣的是，这个姿势与解剖姿势几乎是相同的，而解剖姿势是运动和解剖学研究的起始参考点。这两个姿势之间的唯一主要区别是，在山式中，前臂旋前（手掌面向大腿的侧面，不是向前）。

　　这种体位也是人类独有的，因为人类是这个星球上唯一真正的两足哺乳动物。人类也是最不稳定的生物，具有最小的支撑面，最高的重心，最上面还有（在比例上）最重的大脑。

　　这个姿势的支撑面（脚）使弯曲和支撑的力量在人体系统中的运作方式有了一个美丽的形象。足部的基本结构可通过一个三角形来表示。三角形的3个点是足部结构放在支撑表面上的3个地方：脚跟、第一跖骨的远端和第五跖骨的前端。连接这些点的线代表3个弓形，通过它们获得该姿势支撑：内侧纵弓、外侧纵弓和横（跖骨）弓。还有第四个弓形，称为内侧横弓或跗拱，即横跨跗骨，从舟骨到骰骨。

从下面看，将双脚的两个三角形连接起来就可以显示出山式的支撑面的大小和形状。在该姿势中，穿过身体重心的垂线也应穿过该支撑面的正中心。

肌肉的多个层次（参见第 75 页的上图）都一起配合，产生足部 28 块骨头（26 块主要骨头和 2 块籽骨）的提升、平衡和运动，这是一个令人难以置信的适应性结构，能够让人类在不平坦的地形上平稳地移动。

脚已经在没有道路或人行道的世界中进化了数百万年。如果在运动过程中不再需要脚的适应性，支持弓形的较深层肌肉可能会被弱化，最终只留下表层的非肌肉型足底筋膜负责防止足部被压扁。这对足底筋膜造成的压力往往会导致足底筋膜炎和脚跟骨刺。

为了恢复足部的自然活力、力量和适应能力，一般而言，练习站立姿势是最佳途径之一，而具体来说就是山式。一旦基础得到改善，身体的其余部分的恢复就会更容易。

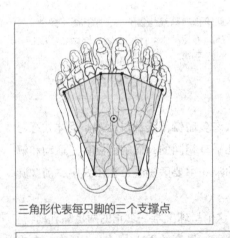

三角形代表每只脚的三个支撑点

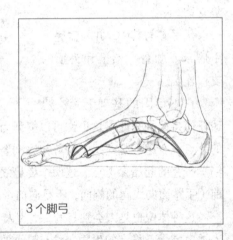

3 个脚弓

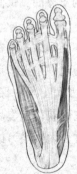

足底筋膜，是足部支撑的最浅层。足弓支撑的肌肉越弱，对足底筋膜产生的压力就越大，这可能会导致足底筋膜炎和脚跟骨刺

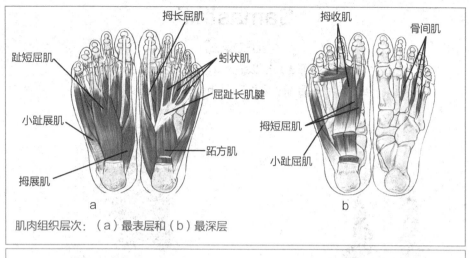

拇长屈肌

拇收肌

骨间肌

蚓状肌

趾短屈肌

屈趾长肌腱

小趾展肌

拇短屈肌

跖方肌

拇展肌

小趾屈肌

a

b

肌肉组织层次：（a）最表层和（b）最深层

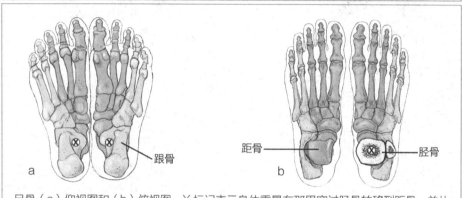

跟骨

距骨

胫骨

a

b

足骨（a）仰视图和（b）俯视图。X标记表示身体重量在那里穿过胫骨转移到距骨，并从那里转移到跟骨

呼吸

　　山式非常适合于观察用于姿势支撑的肌肉和用于在腹腔和胸腔产生形状变化的肌肉之间的相互作用。如果有了来自足、腿和脊柱的明确支撑，在胸廓和肩带中的移动性更大，可以实现呼吸的运动。

Samasthiti

山式变式

祈祷式（Equal Standing, Prayer Pose）

sama = 相同，相等；sthiti = 建立，站立

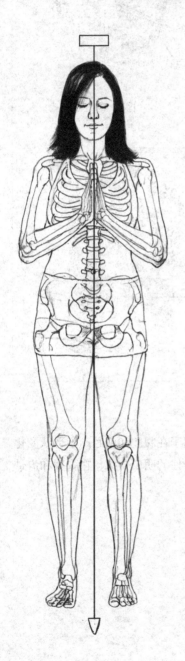
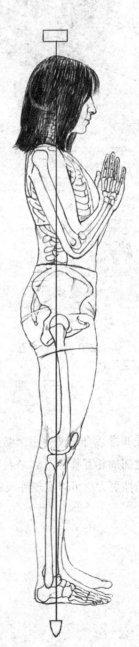

说明

祈祷式具有比山式更宽的支撑面，因为脚后跟被放在坐骨下（或分开得更宽），而不是尽可能地接近彼此。从这个基础（而不是山式）开始执行的所有一切站立姿势都因此而有了更宽、更稳定的支撑面。

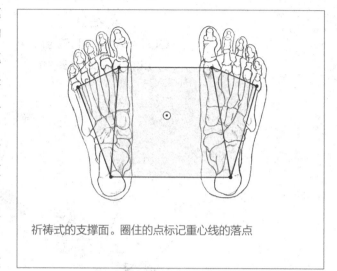

祈祷式的支撑面。圈住的点标记重心线的落点

此外，低下头，并且双手合十（祈祷）。这对于串联体位拜日式来说是典型的起点，哈达瑜伽的许多系统都用拜日式来将各种体式连接成流畅的序列。

术语说明

在斯里·K·帕塔比·乔伊斯（Sri K. Pattabhi Jois）的阿斯汤加（Ashtanga）传统中，术语 samasthiti 指的是本书所介绍的 tadasana。在斯里·T·里希那马查（Sri T. Krishnamacharya）及其儿子 T.K.V. 德斯卡查尔的教学传统中，术语 tadasana 是指一种双臂举过头且在脚掌上平衡的站姿（下图示出了支撑面）。

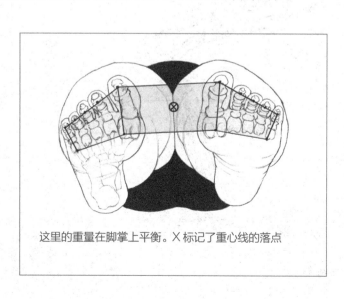

这里的重量在脚掌上平衡。X 标记了重心线的落点

Utkatasana

幻椅式

OOT–kah–TAHS–anna

utkata = 难处理的

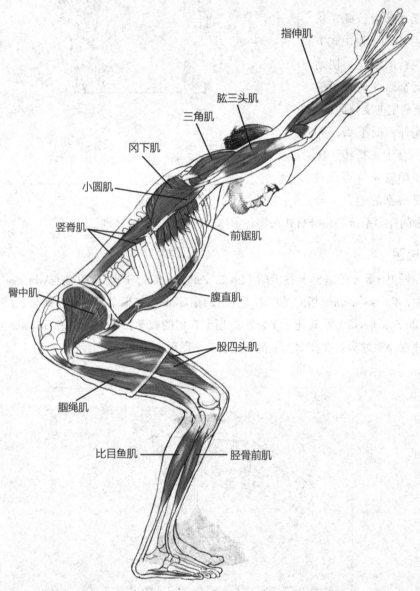

指伸肌

肱三头肌

三角肌

冈下肌

小圆肌

竖脊肌

臀中肌

腘绳肌

比目鱼肌

前锯肌

腹直肌

股四头肌

胫骨前肌

分类

对称站姿

骨骼关节动作		
脊柱	**上肢**	**下肢**
轴向伸展	肩胛向上旋转、外展和挺起；肩屈曲；肘伸展	髋部屈曲，膝屈曲，踝关节背屈

肌肉关节动作	
脊柱	
向心收缩	
保持脊柱对位： 横突间肌、棘突间肌、棘横肌、竖脊肌	**为了防止骨盆前倾和腰椎的过度伸展：** 腰小肌、腹肌
上肢	
向心收缩	
向上旋转，外展和挺起肩胛： 上斜方肌，前锯肌 **稳定和屈曲肩关节：** 旋转肌群、喙肱肌，胸大肌和胸小肌、前三角肌、肱二头肌（短端）	**伸展肘关节：** 肘肌、肱三头肌
下肢	
向心收缩	*离心收缩*
为了抵抗膝盖变宽（髋部外展）的倾向： 股薄肌、内收长肌和短肌	**使髋关节和膝关节屈曲，踝关节背屈，不被重力压扁：** 臀大肌、臀中肌和臀小肌；在髋关节的腘绳肌；股肌群；比目鱼肌；足内在肌

说明

由于在重力作用下塌陷，过度拱起腰椎或过度弯曲臀部都有可能发生。使用腘绳肌将坐骨结节（坐骨）拉向前，或使用腰小肌抬高耻骨，这样可以防止骨盆过于前倾，而不必影响脊柱的对位。

在这个姿势中，膝盖是非常灵活的，因为它们被部分屈曲。

重力应该是该姿势的主要阻力来源，而不是彼此拮抗的肌肉。这是一个有趣的姿势，可以探索用力和释放之间的平衡。

呼吸

在保持轴向伸展（最大限度地减少呼吸形状变化）的同时让人体中最大、最需要氧气的肌肉参与，这需要高效的力量和呼吸。

Uttanasana

站立前屈式

OOT–tan–AHS–anna

ut = 紧张；tan = 伸展

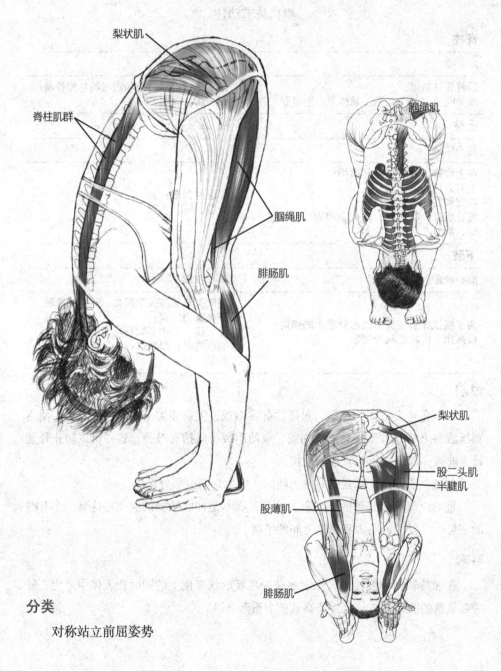

梨状肌

脊柱肌群

腘绳肌

腓肠肌

腘绳肌

梨状肌

股二头肌
半腱肌

股薄肌

腓肠肌

分类

对称站立前屈姿势

骨骼关节动作

脊柱	下肢
轻度屈曲	髋关节屈曲，膝关节伸展

肌肉关节动作

脊柱
被动拉长
脊柱肌群

下肢		
向心收缩	*离心收缩*	*被动拉长*
保持膝关节伸展： 膝关节肌、股肌群	**保持平衡：** 脚和小腿的内在肌群和外在肌群	腘绳肌、臀中肌和臀小肌（后纤维）、臀大肌、梨状肌、大收肌、比目鱼肌、腓肠肌

说明

在这个姿势中，臀部屈曲得越小，脊柱屈曲得越大。

腘绳肌、脊柱肌群和臀部肌群的紧张揭示出过度用力的地方。在这个姿势中，重力作用应该会让人更深入该姿势。在腿的后部感受到紧张的人有时通过使用髋关节屈曲的肌肉将自己向下拉，这会造成髋关节前部的紧张和充血。更有效的选择是，放松膝盖，在髋关节中找到一些柔软度，并让脊柱可以放松。脊柱放松后，伸直腿部甚至还可以使身体背部的整条线拉长。

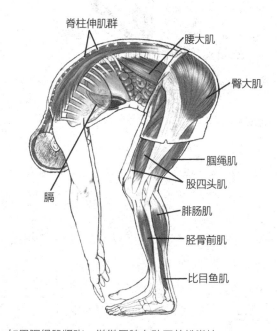

如果腘绳肌紧张，微微屈膝有助于放松脊柱

图中标注：脊柱伸肌群、腰大肌、臀大肌、腘绳肌、股四头肌、腓肠肌、胫骨前肌、比目鱼肌、膈

呼吸

深度的髋关节屈曲及脊柱屈曲可以压缩腹部，并限制腹部随呼吸活动的能力。这种压缩与重力作用结合，也使膈的中心向颅侧移动，因此胸廓的后部需要更多的自由来支持呼吸。

Utthita Hasta Padangusthasana

手拉脚单腿直立式

oo–TEE–tah HA–sta pad–an–goosh–TAHS–anna

utthita = 伸展的；hasta = 手；pada = 脚；angusta = 大脚趾

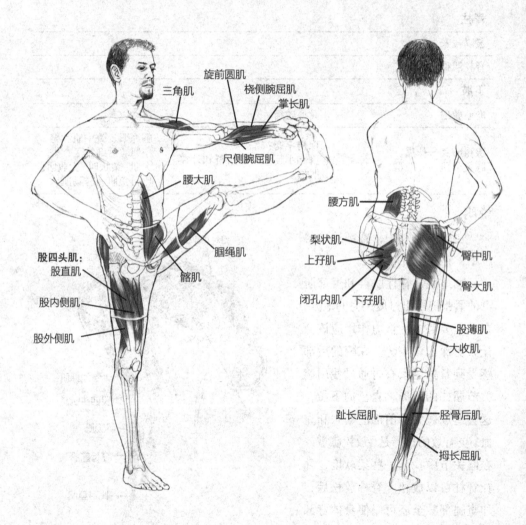

三角肌

旋前圆肌

桡侧腕屈肌

掌长肌

尺侧腕屈肌

腰大肌

腘绳肌

髂肌

股四头肌：
股直肌

股内侧肌

股外侧肌

腰方肌

梨状肌

上孖肌

闭孔内肌

下孖肌

臀中肌

臀大肌

股薄肌

大收肌

趾长屈肌

胫骨后肌

拇长屈肌

分类

非对称站立平衡姿势

骨骼关节动作

脊柱	上肢	下肢	
	举起的手臂	站立腿	抬起的腿
脊柱保持中间位，骨盆保持水平位	肩关节屈曲并轻微内收，肘关节伸展，手指屈曲	中间位髋关节伸展，中间位膝盖伸展	髋关节屈曲并略微向中线内收，中间位膝关节伸展，中间位踝关节背屈

肌肉关节动作

脊柱

校准向心收缩和离心收缩，以保持脊柱的中间对位： 脊柱伸肌群和屈肌群	*向心收缩* 抵消因手臂拉力而造成的躯干旋转： 回旋肌、横突间肌、腹外斜肌和腹内斜肌

上肢

举起的手臂

向心收缩	
肩关节保持稳定、柔韧，并且稍微内收： 旋转肌群、喙肱肌、胸小肌、前三角肌、肱二头肌（短端）	抓住大脚趾： 手和手指的屈肌群

下肢

站立腿		抬起的腿	
向心收缩	*离心收缩*	*向心收缩*	*被动拉长*
保持膝盖中间位伸展，并且单腿平衡： 膝关节肌、股四头肌、腘绳肌、脚和小腿的内在肌群及外在肌群	让骨盆横向移动到站立脚，以取得平衡，并保持骨盆水平位： 臀中肌和臀小肌、梨状肌，上孖肌、下孖肌、阔筋膜张肌	髋关节屈曲，并且腿部向着中线稍微内收： 腰大肌、髂肌、股直肌、耻骨肌，内收短肌与内收长肌	臀大肌、腘绳肌、腓肠肌、比目鱼肌

说明

在抬起的腿中，腘绳肌或臀大肌的紧张可以导致脊柱屈曲，该动作对骨盆产生拉力，使其向后倾斜。这可能会导致站立腿的髋关节伸展或膝关节屈曲。最好是抬起的腿弯曲膝盖，找出脊柱的中间曲线，站立腿的髋关节伸展，并且站立腿的膝关节伸展（但不能过度伸展）。如果抬起的腿的髋部屈肌群（腰大肌、髂肌和股直肌）比较弱，也有可能导致腰方肌试图帮助抬起腿。

站立腿的外展肌群做离心收缩；如果它们比较弱或紧张，抬起的腿的髋关节上升，或回旋肌群（臀大肌、梨状肌和闭孔肌群）试图稳定骨盆，并且骨盆在站立腿上旋转，而不是停留在水平位和朝向前方。

脚和脚踝的力量及适应性越强，就有越多选择去寻找站立腿的平衡。

呼吸

在保持这种平衡姿势时，如果在深髋部屈肌（腰大肌和髂肌）中没有足够的支持，腹部肌肉的稳定动作要结合手臂的支撑动作，这可以导致整体呼吸能力下降。如果存在过度肌张力，呼吸的容量会减少，不足以支持运动，而通过增加呼吸容量所引起的移动可能会破坏平衡。

手拉脚单腿直立式变式
脊柱屈曲式

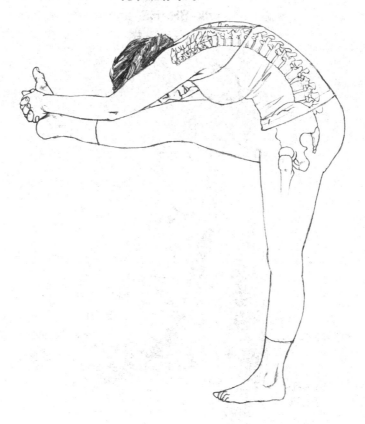

说明

在手拉脚单腿直立式的这种变式中，抬起的腿平行于地面，并且头部靠向膝盖。因为要将头低到膝盖，而不是将腿抬高到头部，保持平衡要困难得多。对习惯于追求其运动极限的人来说，这个姿势是一种对精确位置的可贵探索。

不需要腘绳肌那么长，但要求后面的肌肉有更多的灵活性。为了让脊柱可以屈曲这么深，脊柱肌群必须大幅度拉长，并且腹部柔软。这是一个很好的姿势，可以探索如何放松腹部的常规保持模式，并从盆底的支持寻求平衡，而不是使用腹部和腰背部和后部胸廓的肌肉。

Vrksasana

树式

vrik–SHAHS–anna

vrksa = 树

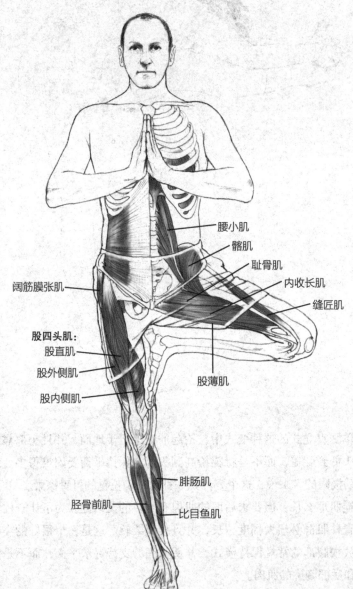

腰小肌

髂肌

耻骨肌

内收长肌

缝匠肌

阔筋膜张肌

股四头肌：

股直肌

股外侧肌

股内侧肌

股薄肌

腓肠肌

胫骨前肌

比目鱼肌

分类

非对称站立平衡姿势

骨骼关节动作

脊柱	上肢	下肢	
		站立腿	抬起的腿
脊柱保持中间位，骨盆保持水平位	肩关节略微屈曲和内收；屈肘；前臂旋前；手腕、手和手指伸展	中间位髋关节伸展，中间位膝盖伸展	髋关节屈曲、外旋和外展；膝关节屈曲；踝关节背屈

肌肉关节动作

脊柱

校准向心收缩和离心收缩，以保持脊柱的中间对位：
脊柱伸肌群和屈肌群

下肢

站立腿		抬起的腿	
向心收缩	*离心收缩*	*向心收缩*	*被动拉长*
保持膝盖中间位伸展，并且单腿平衡：膝关节肌、股四头肌、腘绳肌、脚和小腿的内在肌群及外在肌群	让骨盆横向移动到站立脚，以取得平衡，并保持骨盆水平位：臀中肌和臀小肌、梨状肌、闭孔内肌、上孖肌、下孖肌、阔筋膜张肌	**髋关节屈曲：**髂肌、腰大肌 **外旋腿部，并使它向侧面打开：**臀大肌、臀中肌和臀小肌（后纤维）、梨状肌、闭孔内肌和闭孔外肌、上孖肌、下孖肌、股方肌 **将脚压进站立腿：**大收肌和小收肌	耻骨肌、内收长肌和短肌、股薄肌

说明

　　站立腿的外展肌群做离心收缩；如果它们比较弱或紧张，抬起的腿的髋关节上升，或回旋肌群（臀大肌、梨状肌和闭孔肌群）试图稳定骨盆，并且骨盆在站立腿上旋转，而不是停留在水平位和朝向前方。

　　脚和脚踝的力量及适应性越强，就有越多选择去寻找站立腿的平衡。

　　在抬起腿时，膝盖要向上和向外侧拉，这其实是一个很复杂的肌肉运动：髋部屈肌群活动，导致抬膝，但在外旋外展的情况下，也涉及髋关节伸展。然后，为了将脚压进站立腿，同时保持膝盖向外（并且骨盆没有前倾），髋关节需要内收，而不是屈曲。当然，脚在站立腿上的位置越高，就越没有必要将脚压进去，因为腿的重量会保持脚就位。但是，如果必须使用收肌将脚压进站立腿，那么重要的是，要找到更加靠后部的收肌，如大收肌。如耻骨肌（我们许多人的耻骨肌都较短且活跃，部分原因是坐得太多）等前部的收肌在试图内收的同时，将使骨盆前倾并使抬起的腿向内旋转。

呼吸

　　相较于将手臂抬高的树式变式（第 89 页）或手拉脚单腿直立式（第 82 页），在这个姿势中，上身可以更自由地参与呼吸运动。

树式变式

抬手树式

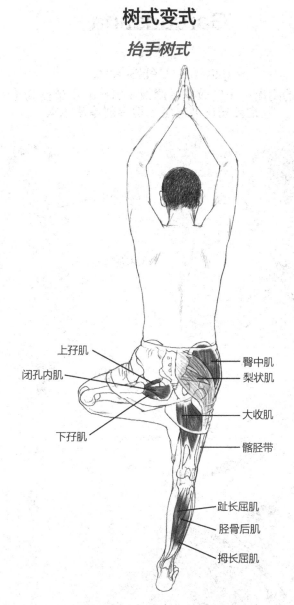

上孖肌

闭孔内肌

下孖肌

臀中肌

梨状肌

大收肌

髂胫带

趾长屈肌

胫骨后肌

拇长屈肌

说明

此变式通过将双臂举过头而提高重心，因此对于一些人来说更难以平衡。另一方面，有些人会觉得延伸臂使平衡更容易。

呼吸

因为保持呼吸运动的肌肉的稳定作用可能会遇到更大的阻力，较高的重心往往会在腹肌群中产生更强的稳定作用。总之，这些因素综合起来，可以减少膈的整体偏移。

Garudasana

鸟王式

gah–rue–DAHS–anna

garuda＝凶狠的猛禽；印度教神毗湿奴（Vishnu）的坐骑（vahana），
通常被描述为老鹰，但有时是隼或鸢

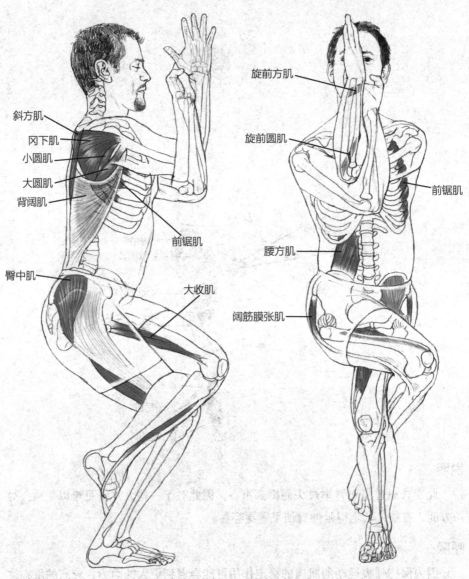

斜方肌
冈下肌
小圆肌
大圆肌
背阔肌
臀中肌
前锯肌
大收肌

旋前方肌
旋前圆肌
前锯肌
腰方肌
阔筋膜张肌

分类

非对称站立平衡姿势

骨骼关节动作

脊柱	上肢	下肢
中间位脊柱或屈曲	肩胛外展并向上旋转，肩关节屈曲并内收，肘关节屈曲，前臂旋前	髋关节屈曲、内旋并内收；膝关节屈曲并（胫骨）内旋；踝关节背屈；抬起的脚外翻

肌肉关节动作

脊柱

校准向心收缩和离心收缩，以保持脊柱的中间对位：
脊柱伸肌群和屈肌群

上肢

向心收缩	被动拉长
外展并向上旋转肩胛： 前锯肌 **肩关节保持稳定、柔韧，并且内收：** 旋转肌群、喙肱肌，胸大肌和胸小肌、前三角肌、肱二头肌（短端） **肘关节屈曲：** 肱二头肌、肱肌 **前臂旋前：** 旋前方肌和圆肌	菱形肌、中斜方肌和下斜方肌、背阔肌

下肢

站立腿		抬起的腿	
向心收缩	离心收缩	向心收缩	被动拉长
内收并内旋髋关节： 耻骨肌、短收肌与长收肌	**使髋关节和膝关节屈曲，踝关节背屈，不被重力压扁：** 臀大肌、臀中肌和臀小肌；在髋关节的腘绳肌；股肌群；比目鱼肌；足内在肌 **让骨盆横向移动到站立脚，并通过主动拉长来保持平衡：** 臀中肌和臀小肌、梨状肌、闭孔内肌、上孖肌、下孖肌	**髋关节屈曲、内收并内旋：** 腰大肌、 **髂肌、耻骨肌、短收肌与长收肌、股薄肌** **膝关节屈曲并内旋：** 腘肌、股薄肌、内侧腘绳肌 **脚外翻：** 腓骨肌群、趾长伸肌	臀大肌、臀中肌和臀小肌（后纤维）、梨状肌、闭孔内肌、上孖肌、下孖肌

说明

为了实现双腿完全缠绕在一起，站立腿的髋关节需要屈曲，并且抬起的腿的膝关节也需要屈曲。

这个姿势要求髋关节屈曲，并且内旋和内收，这在结构上并不容易（髋关节屈曲时，髋臼的形状通常使其更容易向外旋转）。内收内旋的动作尤其会拉长梨状肌、闭孔内肌以及上孖肌和下孖肌。沿大腿外侧的限制也可能来自附着在髂胫（IT）带顶部附近的肌肉：臀大肌和阔筋膜张肌直接附着在髂胫束，而臀中肌和臀小肌则附着在旁边，对它有很大的影响。

这个姿势对膝盖具有一定的挑战性：如果臀部没有执行内收和内旋的动作，膝盖就会被迫进行补偿，并可能过度旋转。注意让胫骨内旋，这可以帮助防止膝盖的这种过度移动。

双腿的这个动作对于骶髂（SI）关节通常是稳定的，因为它鼓励盆腔的两半一起移动到前面，这可以让在骶骨和髂骨的前表面上的骶髂关节边缘一致。

呼吸

肩胛需要既能够外展和也能够向上旋转。如果肩胛被下拉的幅度太大，则不必要地抑制了胸廓的运动。

从形状、重心和呼吸的角度来看，这是最紧凑的单腿平衡姿势。双臂的缠绕会压缩胸廓的前部，而胸廓的后部必须可以自由地移动。

Natarajasana

舞王式

not–ah–raj–AHS–anna

nata = 舞者；raja = 国王

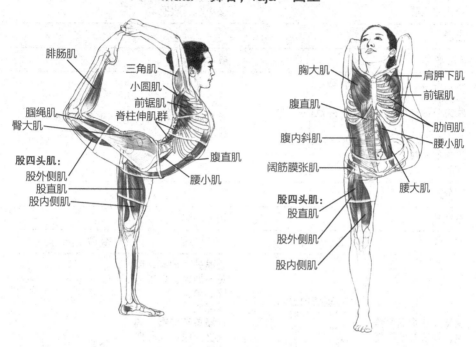

腓肠肌

三角肌

小圆肌

前锯肌

脊柱伸肌群

腘绳肌

臀大肌

股四头肌：

股外侧肌

股直肌

股内侧肌

腹直肌

腰小肌

胸大肌

腹直肌

腹内斜肌

阔筋膜张肌

肩胛下肌

前锯肌

肋间肌

腰小肌

腰大肌

股四头肌：

股直肌

股外侧肌

股内侧肌

分类

非对称站立后弯平衡姿势

骨骼关节动作

脊柱	上肢	下肢	
		站立腿	抬起的腿
扩展	肩胛向上旋转、外展并挺起；肩关节屈曲、内收和外旋；前臂旋后；手和手指屈曲	髋关节屈曲，中间位膝关节伸展	髋关节伸展，并向中线略微内收，膝关节屈曲，踝关节跖屈

肌肉关节动作

脊柱

向心收缩	离心收缩
伸展脊柱： 脊柱伸肌群	**避免腰椎过度伸展：** 腰小肌、腹肌

上肢

向心收缩	被动拉长
向上旋转、外展并挺起肩胛： 前锯肌、上斜方肌 **肩关节保持稳定、柔韧，并且内收：** 旋转肌群、喙肱肌，胸大肌（上纤维）、前三角肌、肱二头肌（短端） **旋转前臂并抓住脚：** 旋后肌，以及手和手指的屈肌群	菱形肌、背阔肌、胸大肌（下纤维）、胸小肌

下肢

站立腿		抬起的腿	
向心收缩	离心收缩	向心收缩	被动拉长
保持膝盖中间位伸展，并且单腿平衡： 膝关节肌、股四头肌、腘绳肌；脚和小腿的内在肌群及外在肌群	**实现横向位移：** 臀中肌和臀小肌、梨状肌、闭孔内肌、上孖肌、下孖肌、阔筋膜张肌 **让骨盆前倾，并且不会向前倒下：** 腘绳肌、臀大肌	**让髋关节伸展，膝关节屈曲，以进入该姿势：** 腘绳肌 **让髋关节伸展、内旋并内收：**大收肌 **让髋关节伸展：** 臀大肌 **为了伸展膝盖，并增加髋关节的伸展幅度，以对抗手抓住脚的阻力：** 股肌群	髂肌、腰大肌、股直肌

说明

在这个全臂版本中，肩胛的移动能力很重要，既是为了让双臂到位，又不会让肩关节过度移动，也是为了在胸椎的伸展中有足够的移动性。

如果使用背阔肌来完成脊柱伸展，就会影响肩胛的运动范围，并限制胸廓的运动。

在该体式中，要保持抬起的腿内收，并且髋关节向内旋转，这会有一定的挑战性。虽然通过在髋关节的外旋可能会实现更大幅度的伸展，但这会带来过度移动骶髂关节或过度伸展腰椎的风险。

如在弓式（第216页）中，由于手抓住脚而产生的额外阻力可能把对脆弱的点造成压力，如膝和腰部。

呼吸

在该姿势中，深度的脊柱伸展可以最大限度地减少膈的偏移。在脊柱的内在肌肉中可以找到的支持越清晰，背部和躯干的浅表肌肉需要的力量就越小，可用于呼吸的运动就越多。

Virabhadrasana I

*战士一式

veer–ah–bah–DRAHS–anna

Virabhadra = 一位凶猛的神话勇士的名字

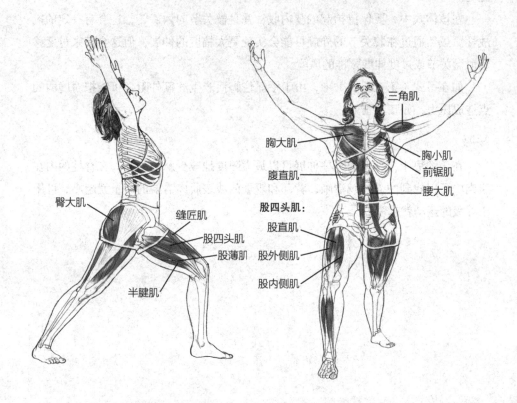

三角肌

胸大肌

胸小肌

前锯肌

腹直肌

腰大肌

股四头肌：

股直肌

股外侧肌

股内侧肌

臀大肌

缝匠肌

股四头肌

股薄肌

半腱肌

分类

非对称站立后弯平衡姿势

骨骼关节动作

脊柱	上肢	下肢	
		前腿	后腿
伸展，稍微转动胸部，面向前，保持骨盆水平	肩胛外展并向上旋转，肩关节外展并外旋，肘关节略屈曲，前臂旋后	骶髂关节转动，髋部屈曲，膝屈曲，踝关节背屈	骶髂关节反转动，髋关节伸展并内收，膝关节伸展，踝关节背屈，脚跟旋后，并且前足外翻

肌肉关节动作

脊柱

向心收缩	离心收缩
伸展脊柱： 脊柱伸肌群 **向前旋转胸部：** 腹内斜肌（前腿侧）；腹外斜肌（后腿侧）	**避免腰椎过度伸展：** 腰小肌、腹肌 **在颈部伸展时支持头部的重量：** 头直肌、头长肌和颈长肌、垂直肌、斜角肌

上肢

向心收缩	
外展并向上旋转肩胛： 前锯肌 **前臂旋后：** 旋后肌	**稳定和外展肩关节：** 旋转肌群、肱二头肌（长头）、中三角肌

下肢

前腿		后腿	
向心收缩	离心收缩	向心收缩	被动拉长
为了抵抗膝盖变宽（髋部外展）的倾向: 股薄肌、内收长肌和短肌	**使髋关节和膝关节屈曲，踝关节背屈，不被重力压扁：**臀大肌、在髋关节的腘绳肌、股肌群、比目鱼肌、足部的内在肌和外在肌**让骨盆在脚上方保持水平和中心位置，并保持两侧的平衡（姿势越窄，这些肌肉就必须越活跃和拉长）：**臀中肌和臀小肌；梨状肌、上孖肌和下孖肌	**髋关节伸展：** 在髋关节的腘绳肌、臀中肌（后纤维）、大收肌、臀大肌 **膝关节伸展：** 膝关节肌、股肌群 **保持足弓，并且不会阻碍踝关节背屈：** 足内在肌	让外脚踝可以拉长，而不会让膝盖内侧或脚内侧塌下： 腓骨肌群

说明

在战士一式、战士二式（第 100 页）和其他箭步姿势中，人体的重量（与重力的关系）导致前腿的膝关节和髋关节屈曲——前腿的肌肉基本上是离心收缩，这意味着它们在拉长的时候是活跃的，以防止屈曲幅度过大。

前腿的外展肌群还需要离心活动，保持骨盆的水平，使其朝向前腿并保持平衡。如果它们缩短，它们可能会将前腿膝盖向一侧拉得太远，或者使骨盆扭转，偏离对位。

在一般情况下，肌肉在接近其最大工作长度时会更快疲劳，因此可能需要一些时间来积累在这些姿势中的耐力。

在战士一式中，有关后腿的外旋或内旋程度有许多不同的说法。公认的是，后腿被拉伸，并在一定程度上内收（而在战士二式中，后腿被拉伸并外展）。

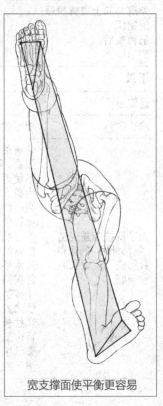

宽支撑面使平衡更容易

我们建议，后腿从脚的螺旋向上组织，并且前腿、大腿和骨盆的骨头调整各自的位置，形成从脚到脊柱的一条清晰通路。如果后腿以这种方式组织，在髋关节处的内旋或外旋程度会因人而异，但关节间隙可以是平衡的，并且后腿对于躯干的重量是强有力的支持。这个姿势也需要前腿提供一定的支撑。

在后脚，距下关节以及跗骨和跖骨之间的关节需要接合，使脚的后部内翻，跟骨可以清楚地连接到地板，而前脚旋前，让脚趾可以清楚地连接到地板。如果脚没有以这种方式接合，则外脚踝可能过度移动，并变得软弱。

在脊柱中所需的旋转程度取决于骶髂关节和髋关节如何接合——下肢移动得越少，则在脊柱中需要越大幅度的转动来使胸部朝向前方。

呼吸

下半身既需要有关节拼命，也需要强壮，以提供足够的支持（sthira）使呼吸可以在上半身自由地移动（sukha）。在这些战士式中的箭步姿势的各种挑战为探索呼吸力学创造出有趣的参数。

战士一式变式

长站姿式

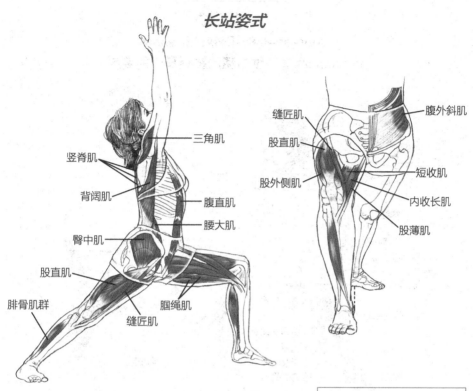

三角肌

竖脊肌

背阔肌

腹直肌

腰大肌

臀中肌

股直肌

腓骨肌群

胭绳肌

缝匠肌

缝匠肌

股直肌

股外侧肌

腹外斜肌

短收肌

内收长肌

股薄肌

说明

　　脚的不同位置会影响自己在这种姿势中所遇到的挑战。较短的站姿（前后距离）要求骨盆的移动较少，可能会更容易感觉到腿部的支撑。支撑面的宽度使得平衡更容易，但较短的站姿，重心更高，有些人可能感觉这样其实会使平衡更不稳定。

　　较长、较窄的姿势可能会更容易平衡，因为重心较低。然而，它也可能更难平衡，因为在较窄的站姿中，内收肌群必须被拉得更长。伸展的姿势也需要骶髂关节、髋关节、膝关节、踝关节和双脚有更大的灵活性，并要求在髋关节和膝盖中对抗屈曲的肌肉被拉得更长，这样可能会使人感觉该姿势不太稳定。

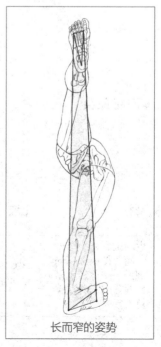

长而窄的姿势

Virabhadrasana II

*战士二式

veer–ah–bah–DRAHS–anna

Virabhadra = 一位凶猛的神话勇士的名字

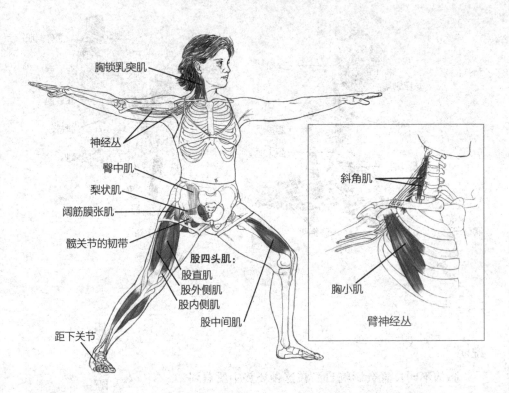

胸锁乳突肌

神经丛

臀中肌

梨状肌

阔筋膜张肌

髋关节的韧带

股四头肌：
股直肌
股外侧肌
股内侧肌
股中间肌

距下关节

斜角肌

胸小肌

臂神经丛

非对称站姿

非对称站姿

骨骼关节动作

脊柱	上肢	下肢	
		前腿	后腿
中间位脊柱，微微转动，使胸部朝向侧面，头部转动至面向前腿，骨盆保持水平	肩胛外展，肩外展并外旋，前臂旋前	骶髂关节转动，髋关节屈曲并外展，膝屈曲，踝关节背屈	骶髂关节反转动，髋关节伸展并外展，膝关节伸展，踝关节背屈，脚跟旋后，并且前足外翻

肌肉关节动作

脊柱

向心收缩和离心收缩交替	向心收缩
保持脊柱中间对位： 脊柱伸肌群和屈肌群	将胸部转向侧面： 腹外斜肌（前腿侧）；腹内斜肌（后腿侧） 头部转动至面向前腿： 头后直肌、头下斜肌、头长肌和颈长肌、头夹肌（前腿侧）；胸锁乳突肌、上斜方肌（后腿侧）

上肢

向心收缩	被动拉长
肩胛外展： 前锯肌 稳定和外展肩关节： 旋转肌群、肱二头肌（长头）、三角肌 前臂旋前： 旋前方肌和圆肌	胸大肌和胸小肌（特别是在后臂）

下肢

前腿		后腿	
向心收缩	离心收缩	向心收缩	被动拉长
髋关节外展： 臀中肌和臀小肌	**髋关节外展，并使其在屈曲时不会让重力压扁：** 臀大肌、梨状肌、闭孔外肌、上孖肌和下孖肌 **使髋关节和膝关节屈曲，踝关节背屈，不被重力压扁：** 在髋关节的腘绳肌、股肌群、比目鱼肌、足部的内在肌和外在肌	**髋关节伸展并外展：** 臀中肌和臀小肌、在髋关节的腘绳肌、梨状肌、闭孔外肌，上孖肌和下孖肌 **膝关节伸展：** 膝关节肌、股肌群 **保持足弓，并且不会阻碍踝关节背屈：** 足内在肌	**支撑内侧膝盖：** 股薄肌 **让外脚踝可以拉长，而不会让膝盖内侧或脚内侧塌下：** 腓骨肌群

说明

与战士一式（第 96 页）一样，在前面的髋关节和膝关节的屈曲动作与地心引力成离心关系。但是，与战士一式不同的是，前腿的外展肌群向心收缩，使髋关节外展——因为脚在地面上，该动作是一个近端动作，具有旋转骨盆，使其向侧面打开的效果。

在后腿的髋关节要同时伸展和外展，这是具有挑战性的，骨盆和骶骨在骶髂关节处的接合可以减轻这些动作对韧带和髋关节囊所造成的压力。

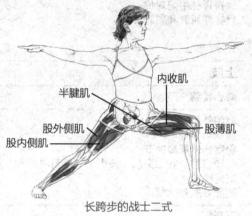

长跨步的战士二式

像战士一式那样，关于后髋关节所需的外旋幅度有着各种各样的观点。旋转幅度取决于多种因素，并且应该由脚和整条腿的动作决定，而不是髋关节的一个孤立动作。

骶髂关节和前腿的髋关节越灵活，就需要越少脊柱旋转来使胸部转向侧面。

如果胸部没有明确面向侧面，双股内侧肌展可能对臂丛神经（延伸到手臂的神经网络）产生压力，臂丛神经起于在锁骨和胸小肌下面的颈椎侧面。这种压力可能会导致双臂有麻木或刺痛的感觉，双臂保持与躯干的侧面呈一直线则有助于防止这种压力。

呼吸

在所有的战士式姿势中，都需要下半身既有关节接合也足够强壮，使气息可以自由移动。在战士二式中，气息有可能更容易移动，因为与战士一式相比，骨盆和脊柱的扭转幅度较小。对于一些人来说，这种腿部姿势所需的力量较少，这也会使呼吸更轻松。

Virabhadrasana III
战士三式
veer–ah–bah–DRAHS–anna
Virabhadra = 一位凶猛的神话勇士的名字

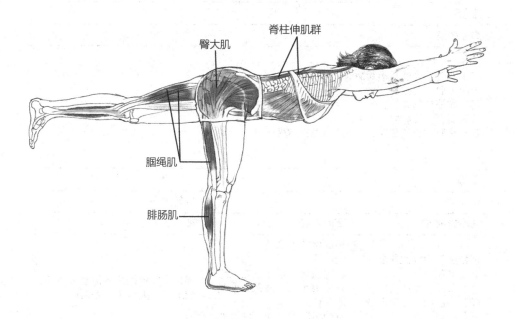

脊柱伸肌群

臀大肌

腘绳肌

腓肠肌

分类

非对称站立平衡姿势

骨骼关节动作

脊柱	上肢	下肢	
		站立腿	抬起的腿
中间位脊柱或轴向伸展	肩胛向上旋转、外展并抬高；肩关节外展；肘关节伸展	骶髂关节转动，髋关节屈曲并内收，膝关节伸展，踝关节背屈	骶髂关节反转动，中间位髋关节伸展并旋转，膝关节伸展，踝关节背屈

103

肌肉关节动作

脊柱

向心收缩

保持脊柱对位： 横突间肌、棘突间肌、棘横肌、竖脊肌	为了防止骨盆前倾和腰椎的过度伸展： 腰小肌、腹肌

上肢

向心收缩

向上旋转，外展和挺起肩胛： 上斜方肌、前锯肌 **稳定和屈曲肩关节：** 旋转肌群、喙肱肌、胸大肌 和胸小肌、中三角肌、（短头）肱二头肌	伸展肘关节： 肘肌、肱三头肌

下肢

站立腿		抬起的腿
向心收缩	*离心收缩*	*向心收缩*
保持膝盖中间位伸展， 并且单腿平衡： 膝关节肌、股四头肌、 脚和小腿的内在肌群及 外在肌群	控制髋关节屈曲： 腘绳肌 **让骨盆横向移动到站立脚， 以取得平衡，并保持骨盆 水平位：** 臀中肌和臀小肌、梨状肌， 上孖肌和下孖肌	保持中间位髋关节伸展和旋转； 腘绳肌、大收肌、臀大肌

说明

在这个动作中，骨盆保持水平就需要站立腿的外展肌群在活跃时拉长——重力将没有支撑的那一侧骨盆拉向地面。如果外展肌群缩短，它们就会使骨盆倾斜，使得另一侧髋关节提高，远离地面。

同样具备挑战性的是，要保持抬起的腿平行，并使用伸肌和内旋肌（如内侧腘绳肌和大收肌）来平衡臀大肌的动作，臀大肌既是强壮的髋关节伸肌，也是外旋肌。

呼吸

就像在幻椅式（第 78 页）中那样，这个姿势（尤其双臂举过头时）的组合动作可以让躯干的部分大肌肉群参与。如果使用背部的最表层肌肉（如背阔肌）来保持脊柱对位，它们能够抑制胸廓的移动，使呼吸变得更具挑战性。最好是在脊柱的更深层肌肉中更有效地工作。

Utthita Parsvakonasana

伸展侧角式

oo–TEE–tah parsh–vah–cone–AHS–anna

utthita = 伸展；parsva = 侧，侧面；kona = 角

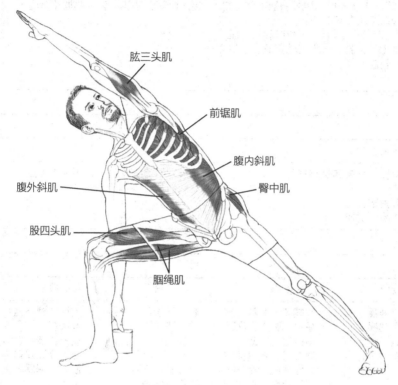

肱三头肌

前锯肌

腹内斜肌

腹外斜肌

臀中肌

股四头肌

腘绳肌

分类

非对称站姿

骨骼关节动作

脊柱	上肢		下肢	
	上臂	下臂	前腿	后腿
脊柱在中间位或轻微侧屈，胸部微微转向侧面，头部转至面向上臂	肩胛向上旋转、外展并抬高；肩关节外展并外旋；肘关节伸展；前臂旋前	肩关节外展，前臂旋前，腕关节背屈	骶髂关节转动，髋关节屈曲并外展，膝屈曲，踝关节背屈	骶髂关节反转动，髋关节伸展并外展，膝关节伸展，踝关节背屈，脚跟旋后，并且前足外翻

肌肉关节动作

脊柱

向心收缩	离心收缩
将胸部转向侧面： 腹内斜肌（后腿侧）；腹外斜肌（前腿侧） **头部转动至面向天花板：** 头后直肌、头下斜肌、头长肌和颈长肌、头夹肌（后腿侧）；胸锁乳突肌、上斜方肌（前腿侧）	**抵抗重力可能造成的侧弯曲：** 腰方肌、背阔肌、脊柱肌群（后腿侧）

上肢

上臂

向心收缩	离心收缩
向上旋转，外展和挺起肩胛： 前锯肌 **伸展肘关节：** 股二头肌、肘肌	**伸展双臂，高举过头，不被重力压垮：** 旋转肌群、大圆肌、背阔肌

下肢

前腿		后腿	
向心收缩	*离心收缩*	*向心收缩*	*离心收缩*
髋关节外展： 臀中肌和臀小肌、梨状肌、闭孔外肌、上孖肌和下孖肌	**使髋关节和膝关节屈曲，踝关节背屈，不被重力压扁：** 臀大肌、在髋关节的腘绳肌、股肌群、比目鱼肌、足部的内在肌和外在肌	**髋关节拉伸并外展：** 臀中肌和臀小肌、在髋关节的腘绳肌、梨状肌、闭孔外肌、上孖肌和下孖肌 **膝关节伸展：** 膝关节肌、股肌群 **保持足弓，并且不会阻碍踝关节背屈：** 足内在肌	**支撑内侧膝盖：** 股薄肌 **让外脚踝可以拉长，而不会让膝盖内侧或脚内侧塌下：** 腓骨肌群

说明

在这个姿势中，双腿的动作与战士二式（第 100 页）相同，并且有类似的肌肉群处于活动状态。但是，在这个姿势中，躯干的重量更多地落在前腿上，而前腿的肌肉需要更大的强度、长度和耐力。

虽然上臂在头部两侧上举的姿势与幻椅式（78 页）和战士三式（第 103 页）中的姿势类似，但在这个姿势中，必须用不同的肌肉来保持的手臂位置，因为与重力的关系不同。该动作也更多地是离心收缩，而不是向心收缩，同样是因为手臂重量与重力的关系。

呼吸

虽然呼吸结构的上侧在这种形状中会被一个有力的动作拉长，但更有趣的效果会发生在下半身，其中，作用在腹部器官上的重力会将膈顶拉向颅侧。在该姿势中，呼吸动作对膈及附着于膈的器官提供了非常有用的非对称刺激。

Parivrtta Baddha Parsvakonasana

旋转侧角式

par–ee–VRIT–tah BAH–dah parsh–vah–cone–AHS–anna

parivrtta = 扭转，旋转；baddha = 收束；parsva = 侧，侧面；kona = 角

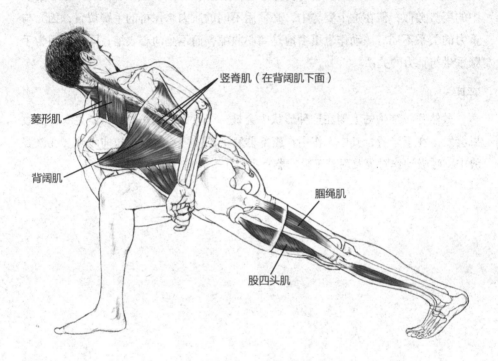

竖脊肌（在背阔肌下面）

菱形肌

背阔肌

腘绳肌

股四头肌

分类

非对称站立扭转姿势

骨骼关节动作

脊柱	上肢	下肢	
		前腿	后腿
轴向旋转	肩胛向下转动并外展（转向内收）；肩内旋，伸展，内收；肘关节伸展；前臂旋前；手和手指屈曲	骶髂关节转动，髋部屈曲，膝屈曲，踝关节背屈	骶髂关节反转动，髋关节伸展并内收，膝关节伸展，踝关节背屈，脚趾屈曲

肌肉关节动作

脊柱

向心收缩	离心收缩
向前腿方向旋转脊柱： 竖脊肌、腹内斜肌(前腿侧)；棘横肌、回旋肌、腹外斜肌（后腿侧） **对抗手臂动作造成的屈曲：** 脊柱伸肌群	**平衡围绕轴线的旋转：** 棘横肌、回旋肌、腹外斜肌（前腿侧）；竖脊肌、腹内斜肌（后腿侧）

上肢

向心收缩	离心收缩或被动拉长
稳定肱骨头： 旋转肌群 **内旋肩关节并防止前伸：** 肩胛下肌、前三角肌 **向后伸展手臂：** 大圆肌、后三角肌、背阔肌 **伸展肩关节和肘关节：** 肱三头肌 **握：** 手和手指的屈肌群	上斜方肌、胸大肌和胸小肌、前锯肌、喙肱肌

下肢

前腿		后腿	
向心收缩	离心收缩	向心收缩	被动拉长
为了抵抗膝盖变宽（髋部外展）的倾向： 股薄肌、内收长肌和短肌	**使髋关节和膝关节屈曲，踝关节背屈，不被重力压扁：** 臀大肌、在髋关节的腘绳肌、股肌群、比目鱼肌、足部的内在肌和外在肌 **让骨盆在脚上方保持水平和中心位置，并保持两侧的平衡（姿势越窄，这些肌肉就必须越活跃和拉长）：** 臀中肌和臀小肌、梨状肌，上孖肌和下孖肌	**髋关节伸展：** 在髋关节的腘绳肌、臀中肌（后纤维）、大收肌、臀大肌 **膝关节伸展：** 膝关节肌、股肌群	比目鱼肌、腓肠肌

说明

在围绕脊柱轴线的脊柱旋转（没有侧向弯曲、屈曲或伸展）中，注意，如果肌肉在身体的其中一侧向心收缩，在另一侧上的相应肌肉会进行离心收缩。这其实意味着，一层腹肌向心收缩，而上一层或下一层的腹肌离心收缩。这种分层允许对脊柱动作进行非常细微的调整，并且使躯干的整个圆周实现平衡。

以任何姿势结合双臂都会对肩胛带和脊柱有很大影响。盂肱关节囊的前下部分最容易错位。以内旋和伸展的姿势结合双臂会对这部分的关节囊造成压力，如果肩胛带的其余部分的移动性受到限制，则压力更大。（一般而言，该警示适用于结合类动作，因为它使更多的杠杆作用或力量可以被引导到关节中。）

在进入绑定的过程中，肩胛和手臂都外展，然后内收。肩胛的内收通常是最后一步。如果肩胛被压下（拉下背部），并且还有其他关节动作，其移动能力就会大打折扣。

在肩胛带受限时会出现的另一种补偿是脊柱屈曲。脊柱的屈曲结合脊柱的旋转，使得脊柱的关节很容易过度移动。有可能在结合中用到手臂的杠杆作用，并紧靠腿部，迫使脊柱超过适当的移动范围。

呼吸

骨盆结构越是开放，在这个姿势中的平衡和呼吸就越容易。在这里，上半身在旋转中受到下半身的阻力，所以膈、腹部和胸廓的运动都受到明显的阻力。

Utthita Trikonasana

伸展三角式

oo–TEE–tah trik–cone–AHS–anna

utthita = 伸展；tri = 三；kona = 角

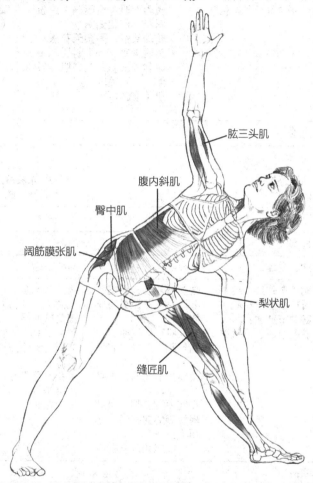

肱三头肌

腹内斜肌

臀中肌

阔筋膜张肌

梨状肌

缝匠肌

分类

非对称站姿

骨骼关节动作

脊柱	上肢	下肢	
		前腿	后腿
中间位脊柱，微微转动，使胸部朝向侧面，头部轴向转动，面朝上	肩胛外展，肩外展并外旋，前臂中间位	骶髂关节转动，髋关节屈曲并外展，膝关节伸展，踝关节略微跖屈	骶髂关节反转动，髋关节伸展并内收，膝关节伸展，踝关节背屈，脚跟旋后，并且前足外翻

肌肉关节动作

脊柱

向心收缩和离心收缩交替	向心收缩	离心收缩
保持脊柱中间对位： 脊柱伸肌群和屈肌群	将胸部转向侧面： 腹内斜肌（后腿侧）；腹外斜肌（前腿侧） 转动头部，面向天花板： 头后直肌、头下斜肌、头长肌和颈长肌、头夹肌（后腿侧）；胸锁乳突肌、上斜方肌（前腿侧）	为了阻止因重力而侧弯： 腰方肌、背阔肌、脊柱肌群（后腿侧）

上肢

向心收缩	
肩胛外展： 前锯肌	稳定和外展肩关节： 旋转肌群、肱二头肌（长头）、三角肌

下肢

前腿		后腿	
向心收缩	离心收缩	向心收缩	被动拉长
髋关节外展： 臀中肌和臀小肌 膝关节伸展： 膝关节肌、股肌群	髋关节外展，让髋关节屈曲，不被重力压塌： 臀大肌、梨状肌、闭孔外肌、上孖肌和下孖肌 使髋关节屈曲，不被重力压塌： 在髋关节的腘绳肌 保持脚的完整性，不塌下： 足内在肌和足外在肌	髋关节伸展： 在髋关节的腘绳肌 膝关节伸展： 膝关节肌、股肌群 支撑内侧膝盖： 股薄肌 保持足弓，并且不会阻碍踝关节背屈： 足内在肌	保持髋关节伸展，同时内收： 梨状肌、闭孔外肌、上孖肌和下孖肌 使髋关节外展： 臀中肌和臀小肌 让外脚踝可以拉长，而不会让膝盖内侧或脚内侧塌下： 腓骨肌群

说明

在伸展三角式中，与伸展侧角式（第 105 页）一样，躯干的重量大部分落在前腿。因为前膝伸展，在这个姿势中的动作有所改变，原本为了避免膝盖弯曲过深（像在伸展侧角式中那样），所以股四头肌离心收缩，现在改为围绕关节的动作平衡，以创造一条明确的支持路径，不会导致过度伸展膝盖。

如果前膝感觉到疼痛或压力，可能是由于髋关节和骨盆缺乏移动能力；无论是短收肌还是其他原因导致缺乏移动能力，移动能够到达的下一个位置都是内膝。

来自膝盖(或任意关节)内部的感觉是重要的信号,提示自己要停止正在做的事情,并调整自己的动作或姿势。

在后腿,横跨骨盆侧、外髋关节和外膝的肌肉需要主动拉长(离心收缩),以允许骨盆向腿的侧面倾斜(内收)。如果这些肌肉不能拉长,则骨盆移动幅度没有这么大,脊柱侧弯。另一方面,如果这些肌肉完全不活跃,躯干的重量可能因重力而塌下,并对外髋关节或外踝关节施加压力。

脊柱在伸展三角式中是否旋转?伸展三角式有许多不同的授课方式,并且每种教授角度都存在很好的理由。在一般情况下,骶髂关节、盆腔和髋关节的接合度越高,让胸部面向侧面时脊柱需要旋转的幅度就越小。例如,如果前腿的耻骨肌(这是一条内收肌)紧张,骨盆就可能转向地板,并且脊柱必须反向旋转更大的幅度,使胸部打开。脊柱的旋转可以适应在腿上的各种障碍。正如在所有的姿势中那样,保持关节间隙的平衡远比在一个或两个关节中实现特定的运动范围更重要。

伸展三角式变式

长站姿式

说明

在一些瑜伽方法中,双脚分立的距离比其他方法更远。腿的位置存在多样性,这会影响哪些关节需要更多的移动能力,哪些肌肉必须在更长或更短的范围内工作。

当两脚的位置较远,则前腿部肌肉必须在更长的范围内工作,但后腿的外髋的肌肉则在更短的范围内工作。实际上,当双脚相隔较远时,可能更容易避免脊柱侧弯。另一方面,当双脚相隔较近时,骨盆转向地板的幅度可能更少。

在伸展三角式中,双脚之间没有绝对正确的距离;不同的距离会提供有关躯干和双腿之间的关系的不同信息。

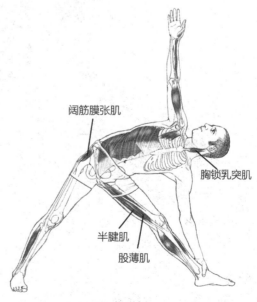

阔筋膜张肌

胸锁乳突肌

半腱肌

股薄肌

Parivrtta Trikonasana

旋转三角式

par–ee–VRIT–tah trik–cone–AHS–anna

parivrtta = 转身，旋转；tri = 三；kona = 角

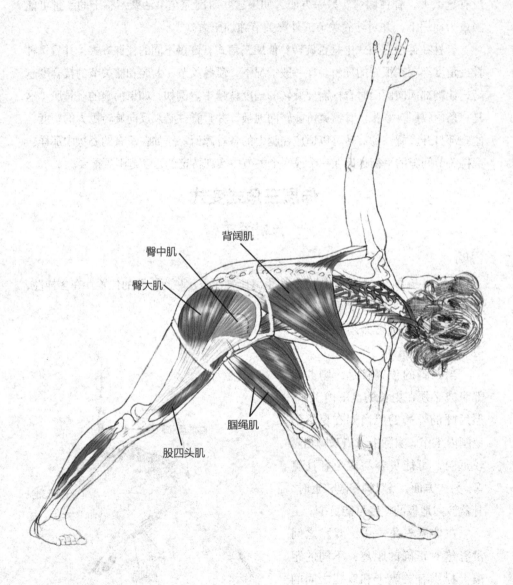

臀中肌

背阔肌

臀大肌

腘绳肌

股四头肌

分类

非对称站立扭转姿势

骨骼关节动作

脊柱	上肢	下肢	
		前腿	后腿
轴向旋转	肩胛外展，肩外展并外旋，中间位前臂	髋关节屈曲，膝关节伸展，踝关节略微跖屈	髋关节轻度屈曲，膝关节伸展，踝关节背屈，脚跟旋后，并且前足外翻

肌肉关节动作

脊柱

向心收缩和离心收缩交替	向心收缩	离心收缩
保持脊柱中间对位： 脊柱伸肌群和屈肌群	**向前腿方向旋转脊柱：** 竖脊肌、腹内斜肌（前腿侧）；棘横肌、回旋肌、腹外斜肌（后腿侧）	**平衡围绕轴的旋转：** 棘横肌、回旋肌、腹外斜肌（前腿侧）；竖脊肌、腹内斜肌（后腿侧）

上肢

向心收缩	
肩胛外展： 前锯肌	**稳定和外展肩关节：** 旋转肌群、肱二头肌（长头）、三角肌

下肢

前腿		后腿		
向心收缩	离心收缩	向心收缩	离心收缩	被动拉长
膝关节伸展：膝关节肌、股肌群	**支持髋关节屈曲：** 在髋关节的腘绳肌、臀大肌 **骨盆在双脚上保持水平和中心位置，并且保持两侧的平衡：** 臀中肌和臀小肌、梨状肌，上孖肌和下孖肌，足内在肌和足外在肌	**膝关节伸展：** 膝关节肌、股肌群 **保持足弓，并且不会阻碍踝关节背屈：** 足内在肌	**使髋关节屈曲，而且后腿不会向前坠下：** 在髋关节的腘绳肌、臀大肌（后纤维）、大收肌、臀大肌 **让外脚踝可以拉长，而不会让膝盖内侧或脚内侧塌下：** 腓骨肌群	比目鱼肌、腓肠肌

说明

在这个姿势中，脊柱的旋转要求髋关节的外侧肌肉很长，并且由于支撑面狭窄，同样的肌肉会非常积极地调节其动作，以避免倒向两侧。在稳定平衡的同时执行这个拉长的离心动作，可能会让人感觉这个姿势很不稳定。

如果腿部和骨盆不具备移动能力来按需要尽可能弯曲和旋转，则脊柱可以屈曲进行补偿。当脊柱处于屈曲位置时旋转脊柱，沿着脊柱背面的关节会很容易过度移动。在这个姿势中，重要的是要重视脊柱的可移动范围，并避免使用手对地板或腿的压力来强行移动。

呼吸

在旋转三角式中，盆腔结构越开放，就越容易平衡和呼吸。否则，在转动中，上半身因下半身的阻力而保持僵硬，而膈、腹部和胸廓也会在其移动中遭遇相当大的阻力。

Parsvottanasana

加强侧伸展式

parsh–voh–tahn–AHS–anna

parsva = 侧，侧面；ut = 加强；tan = 伸展

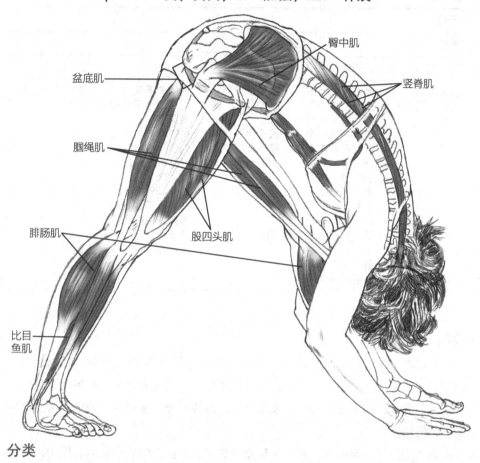

臀中肌

盆底肌

竖脊肌

腘绳肌

股四头肌

腓肠肌

比目
鱼肌

分类

非对称站立前屈姿势

骨骼关节动作

脊柱	下肢	
	前腿	后腿
轻度屈曲	髋关节屈曲，膝关节伸展，踝关节轻微跖屈	髋关节轻度屈曲，膝关节伸展，踝关节背屈，脚跟旋后，并且前足外翻

肌肉关节动作

脊柱

向心收缩或被动拉长

竖脊肌

下肢

前腿		后腿		
向心收缩	*离心收缩*	*向心收缩*	*离心收缩*	*被动拉长*
膝关节伸展：膝关节肌、股肌群	**允许髋关节屈曲：**在髋关节的腘绳肌、臀大肌骨盆在双脚上保持水平和中心位置，并且保持两侧的平衡：臀中肌和臀小肌、梨状肌、上孖肌和下孖肌、足内在肌和足外在肌	**膝关节伸展：**膝关节肌、股肌群**保持足弓，并且不会阻碍踝关节背屈：**足内在肌	**使髋关节屈曲，而且后腿不会向前坠下：**在髋关节的腘绳肌、臀中肌（后纤维）、大收肌、臀大肌**让外脚踝可以拉长，而不会让膝盖内侧或脚内侧塌下：**腓骨肌群	比目鱼肌、腓肠肌

说明

在加强侧伸展式中，腿的作用与伸展三角式（第 111 页）中几乎是一样的，并且，出于相同的原因，该体式的平衡也具有挑战性——支撑面狭窄，需要外臀肌拉长并活跃。此外，如果习惯用眼睛来帮助自己保持平衡，这个颔首的姿势可能会带来有趣的效果。

因为姿势的不对称性，相较于站立前屈式，在这个向前弯曲的动作中，前腿的腘绳肌更加紧绷：后腿的位置更具体地将屈曲引导到前腿髋关节中，而脊柱中的移动能力可以较少地补偿腿部所缺乏的移动能力。（在神猴式 [156 页]，可以看到更为极端的形式。）

加强侧伸展式变式

双手背后合十式

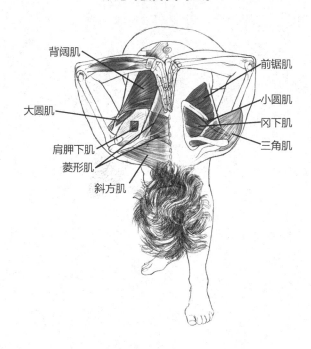

背阔肌

前锯肌

大圆肌

小圆肌

冈下肌

肩胛下肌

三角肌

菱形肌

斜方肌

说明

这种手臂位置可以在各种体式中使用。它要求肩胛带有相当大的移动幅度，并且如果肩胛不能在胸廓上轻松移动，让手进入该姿势可能会将过大的压力引入肩关节本身。

使双臂进入该姿势通常涉及外展肩胛，使其离开脊柱，而最终的动作是内收肩胛，并使它们向脊柱移动。如果脊柱屈曲，或者如果肩胛被压下并向后向下拉，这个最后的内收动作会带来更大的挑战。

加强侧伸展式变式

脊柱屈曲式

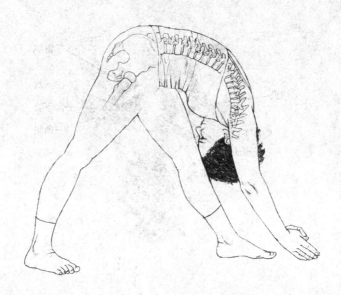

说明

在这个加强侧伸展式变式中，其意图是使前额靠近膝盖，而不是贴着胫骨。为了完成这个动作，脊柱必须屈曲得很深，并且髋关节屈曲幅度比前一个版本的变式少。对习惯于通过髋关节屈曲向前弯，而不是通过脊柱屈曲向前弯的人来说，这个动作可能异常困难。

肩膀也更充分地屈曲，使它们更高，并且内收使双手合十。手掌不需要放在地板上，指尖伸向地板，将小手指向远离脚的方向滑动。因为手不在脚两侧的地板上，在这个姿势中的平衡更具挑战性，但两手压在一起会产生更清晰的中线感。

Prasarita Padottanasana

宽站姿前屈式

pra–sa–REE–tah pah–doh–tahn–AHS–anna

prasarita = 伸展，展开；pada = 脚；ut = 紧张；tan = 伸开

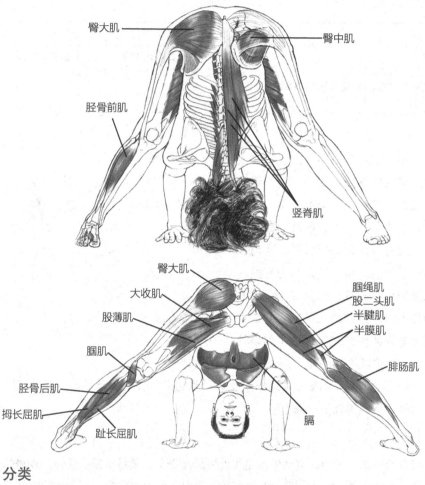

臀大肌

臀中肌

胫骨前肌

竖脊肌

臀大肌

大收肌

股薄肌

腘肌

胫骨后肌

拇长屈肌

趾长屈肌

腘绳肌
股二头肌
半腱肌
半膜肌

腓肠肌

膈

分类

对称站立前屈姿势

骨骼关节动作	
脊柱	下肢
轻度屈曲	髋关节屈曲并外展，膝关节伸展，踝关节背屈，脚跟旋后，并且前足外翻

肌肉关节动作

脊柱

被动拉长	
脊柱肌群	

下肢

向心收缩	离心收缩或被动拉长
膝关节伸展： 膝关节肌、股肌群 **保持足弓，并且不会阻碍踝关节背屈：** 足内在肌	腘绳肌，尤其是内侧腘绳肌（半腱肌和半膜肌）、大收肌和小收肌、股薄肌

说明

这个姿势通常被描述为内收肌群或腿内侧肌肉的伸展。事实上，当双腿分开距离较宽，并且身体向前折叠（髋关节内收并屈曲）时，内收肌群中的部分肌肉完全没有拉长，如耻骨肌以及内收长肌和短肌的前纤维。这是因为有些内收肌也是屈肌，并且它们只有在髋关节内收和伸展时才达到最大长度，就像直立时双腿分开的距离较宽那样（如果骨盆不前倾，这将抵消髋部伸展，并且是一种常见的模式）。

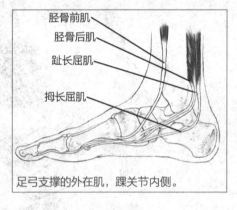

脚长屈肌
拇长屈肌
胫骨后肌
胫骨前肌

足弓支撑的外在肌，踝关节内侧。

在宽站姿时，双脚需要既强壮又灵活，以通过脚外侧接触地面，同时外脚踝不会过度移动，内脚踝不会塌下。

呼吸

在所有的瑜伽练习中，宽站姿前屈式大概是最安全，最易实现的反转。双腿的支撑越稳，并且在同一时间使骨盆能够在髋关节中自由向前转动，躯干和呼吸就越放松。这种反转提供了温和的牵引力并释放到脊柱，同时扭转了通常的呼吸动作。

膈被倒挂，通过重力被拉向颅侧，从而有利于在呼气和来自下半身的静脉回流。在吸气时，膈克服重力将腹部器官的重量推向尾端（朝向尾部），并在同一时间移动胸椎中的肋椎关节，这些关节正在牵引力作用下打开。肌肉动作的所有这些改变都可以帮助肌肉和器官恢复正常的循环，它们平时一直在承受直立负重所带来的压力。

Upavesasana

下蹲式

oo–pah–ve–SHAHS–anna

upavesa = 坐下，座

在提起这个姿势时，几乎从未用过梵文名称，但在这里给出的名称是有先例的。

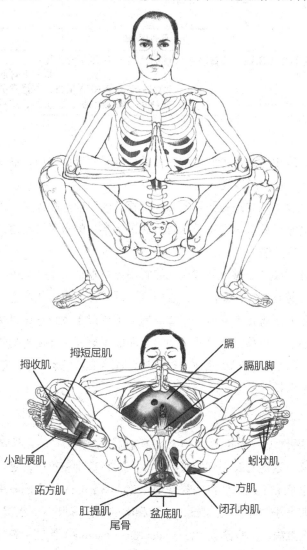

拇收肌
拇短屈肌
膈
膈肌脚
小趾展肌
蚓状肌
跖方肌
方肌
肛提肌
盆底肌
闭孔内肌
尾骨

分类

对称站姿

骨骼关节动作

脊柱	上肢	下肢
轴向伸展	肩关节略微屈曲；屈肘；前臂旋前；手腕、手和手指伸展	骶髂关节转动；髋关节屈曲，外旋并外展；膝屈曲；踝关节背屈

肌肉关节动作

脊柱

向心收缩	离心收缩
保持足弓，并且不会阻碍踝关节背屈： 足内在肌	**使髋关节屈曲并支持外旋：** 臀大肌、梨状肌，上孖肌和下孖肌、闭孔内肌 **使髋关节和膝关节屈曲，并且踝关节背屈：** 在髋关节的腘绳肌、股肌群、比目鱼肌

说明

对于一些人来说，在这个姿势中，可以很容易接触到盆底，盆底协同工作，以响应吸气动作，并发起呼气。

重力负责让身体朝向地板下降的工作，腿部的肌肉活跃起来，以防止完全塌陷进关节。这对于髋关节尤其重要，因为如果上半身的重量被动落入髋关节，它可能会使盆底较难接触。

如果无法让踝关节足够深地背屈，使脚跟保持在地板上，原因可能是跟腱短（在该姿势中，特别是比目鱼肌）；然而，脚踝的前面也可能产生一些限制。快速的解决办法是利用脚跟的支持，但重要的是不要过于依赖它，以免它阻止足内在肌的作用，后者可以稳定足弓，使踝关节屈曲得更深，并使脚的骨头与膝关节对位。寻找向前突出的胫前肌的肌腱；这是缺乏深度支持的迹象。让重力产生屈曲，并使用内在肌来保持完整性。

呼吸

这个姿势提供了一个机会去用力拉长脊柱的所有 3 个生理弯曲（轴向伸展）。根据定义，这通常要用到所有三种收束，在这个姿势中，足弓的深度支持有力地被送入盆底和下腹部肌肉的提升动作（mula bandha，会阴收束法）。肘部对膝盖的支撑使得胸椎有力地拉长，并且胸廓的底部和呼吸横膈提升（uddiyana bandha，收腹收束法）。收颔收束法（jalandhara bandha）使位于脊柱顶部的头部低下，以完成轴向伸展动作，这种方法基本上与呼吸时的正常呼吸系统形状变化无关。此时，与大手印法（mahamudra）有关的独特呼吸模式可能会出现在系统核心（susumna，中脉）的深处。

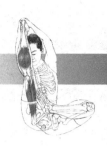

在这个工业化的世界里，对于许多人来说，坐在（或者更可能是懒散地坐在）家具上的身体姿势就是其度过大部分清醒时分的姿势。鞋子就相当于是脚，是椅子，是汽车座椅，而沙发就是骨盆关节和低位颈椎。

在瑜伽练习中，可通过练习站立姿势使光脚与地面建立新的关系，而臀部、骨盆关节和低位脊柱可通过坐姿中自身之上的直接承重与地面形成新的关系。

本章所描述的瑜伽姿势要么是自己的坐姿，要么就是通过坐姿形成新的姿势。如果在练习时注意相关的关节、肌肉和连接组织的解剖结构，就可以帮助你恢复一些童年时代就具有的灵活性，让你每次在地板上坐着或者玩耍几小时都会毫不费力。

除了恢复骨盆和下背部的自然功能，瑜伽坐姿还关系到更高级的练习。实际上，瑜伽姿势这个词可从字面上译为"坐姿"，而且从某种意义上来说，所有瑜伽姿势的练习都可以视为释放脊柱、四肢和呼吸的系统方法，这样练瑜伽者就可以在坐姿期间保持很长一段时间。在这个最稳定的直立体型中，涉及重力和平衡的许多干扰都会消失不见，从而让你将身体能量用于静坐练习的更深层次工作中。

注意：蓝色区域表示与地板接触的位置。

Sukhasana

简易式

suk–HAS–anna

sukha = 舒适、文雅、惬意

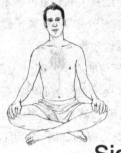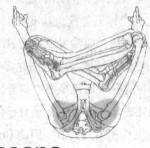

Siddhasana

熟练式

sid–DHAS–anna

siddha = 有修养、愉快、完美，圣人、内行

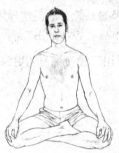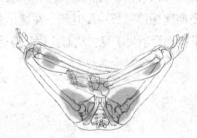

Svastikasana

吉祥式

sva–steek–AHS–anna

Svastik = 幸运、吉利

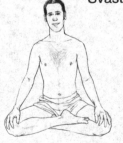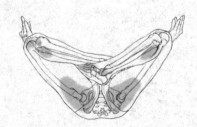

Padmasana

莲花式

pod–MAHS–anna

padma = 莲花

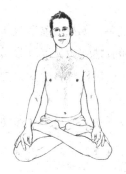 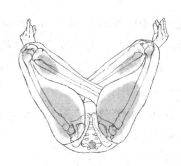

Mulabandhasana

根锁式

moola–ban–DHAS–anna

mula = 根、基础、底部；bandha = 捆绑，系带子

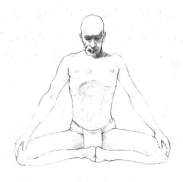 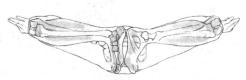

常见的骨骼关节动作（针对前 5 种姿势）

脊柱	下肢
中间位伸展或者轴向伸展	髋关节弯曲、膝关节弯曲

说明

这些坐姿的目的是 sthira 和 sukha——稳定和缓解。如果骨盆和双腿的安排方式是明确支撑脊柱，那么脊柱就可以支撑头骨，而脊柱和头骨可以共同保护大脑和脊髓。神经系统可以记录这种支撑和缓解感觉，然后你可将注意力转向呼吸控制或静坐等练习中。

骨盆和双腿有效地支撑着脊柱时，肋骨也可以通过呼吸自由地移动，而不是成为坐姿的支撑结构的一部分。

安排双腿时需要注意一件事：看看双膝比臀部高还是比臀部矮。无论做出哪种选择，都存在相应的优势和挑战。

坐下时双腿交叉，双膝高于髋关节的姿势对于有双腿不能大幅度外翻或者外展的人有很大帮助（也就是说，其双膝不能非常轻松地向两边张开）。对于这些人来说，双腿交叉使膝盖高于臀部可以使股骨的重量深深地压向膝盖骨，并向下压进坐骨关节中（坐骨）。

不过，如果骨盆或髋关节的背部长度不足，双膝高于臀部会向后倾斜骨盆并使脊柱形成弯曲状态。要想恢复直立状态，就需要抓住脊柱的肌肉或者收缩髋屈肌来向前拉动骨盆和脊柱。这样做很快就会使后背和髋关节前部的肌肉感到疲惫。

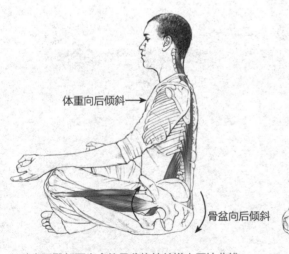

体重向后倾斜 →

骨盆向后倾斜

双膝高于臀部而坐会使骨盆旋转并增大原始曲线

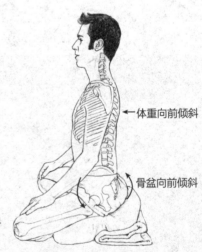

← 体重向前倾斜

骨盆向前倾斜

臀部高于双膝而坐可以使骨盆向前倾斜并增大二次曲线

此外，双膝低于臀部（抬高座位）可以防止骨盆向后倾斜，而且保持脊柱的腰椎曲线也变得更容易一些。这样安排双腿的挑战是会让某些人的坐骨过于向前。脊柱的曲线（尤其是腰椎曲线）会因为骨盆前倾而严重增大，然后背部的肌肉需要保持活跃状态来防止向前下降。

无论是哪一种情况，过于向前倾斜或者过于向后倾斜都需要不断地使用肌肉来防止重心下降。

其目标应该是无论双膝与骨盆的相对位置是高还是低，都可以找到双腿可以使体重通过脊柱明显倾向坐骨以及支撑地板的位置。通过这种方法，只需最少的肌肉力量就可以调整好用于支撑的骨骼。对于一些人来说，这种方法涉及到大幅抬高座位或者坐在椅子上使脊柱缓解下来，直至骨盆和双腿可以产生更多的可动性。在支撑良好的坐式瑜伽中，骨盆、脊柱和呼吸机制的内在平衡为身体提供支持，而从姿势的力量中释放出来的能量可以集中到更深层次的过程中，例如呼吸或静坐。

Dandasana

手杖式

dan–DAHS–anna

danda = 棍、杖

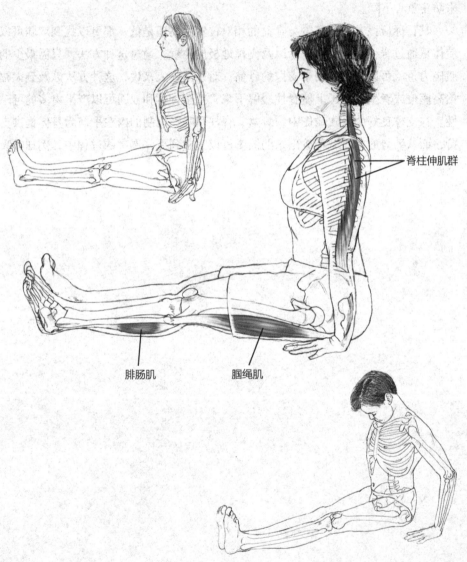

脊柱伸肌群

腓肠肌

腘绳肌

手臂和躯干比例：短、中和长

分类

对称坐姿

骨骼关节动作

脊柱	上肢	下肢
中间位伸展或轴向伸展	上肩胛骨中间位,肩膀内收,肘部伸展,手腕背屈	髋关节弯曲并内收,膝关节伸直,踝关节背屈

肌肉关节动作

脊柱

调整向心收缩和离心收缩以使脊柱保持中间位:
脊髓伸肌和屈肌

上肢

向心收缩

忍住手臂推动引起的肩胛骨内收: 前锯肌	**伸展肘关节:** 肱三头肌

下肢

同心收缩

弯曲髋关节: 髂肌 **使腿部内收并在内部旋转:** 耻骨肌、大收肌	**伸展膝盖:** 膝关节肌、股肌群

说明

　　当双腿在这个位置保持中间位旋转时,为了防止重力拉动,大多数人需要主动使用肌肉的内旋运动来抵抗双腿分开。这种姿势明确揭示了双腿之间的紧密性如何产生脊柱屈曲运动。这一姿势中突显出来的障碍通常是更多复杂姿势中存在困难的原因,而其中的限制条件并不是那么明显。例如,双腿之间的紧密性会影响到下犬式;这在某种程度上看起来更像是肩部或脊柱的限制。

　　由于手臂与身体的长度中存在比例差异,所以并不是所有人都可以使用手臂来帮助形成手杖式中的中间位脊柱延伸。相反,手臂与身体之间看似不同的比例有时候也是由于长期抬高或者压低胸腔上的肩胛骨定位造成的。此外,如果脊柱由于臀部与双腿之间的紧密性无法伸展成直立姿势,那么也可能是手臂太长了。

呼吸

　　这时就是将腿伸直,以便进入轴向伸展脊柱的机会(大手印)。三种收束法都可以在这里被采用。不过,通过轴向伸展的脊柱保持收束法的同时呼吸 10 次,这确实是一个巨大的挑战。

Paschimottanasana

西部（背部）伸展式

PPOS–chee–moh–tan–AHS–anna

pascha = 在后面、之后、后来、西部；uttana = 加强式伸展

身体的背部之所以称为西部，是因为在晨拜时传统的做法是面向太阳升起的地方。与前伸展式相比，这个词指的是伸展身体的前部（purva = 在前面、之前、东部）。

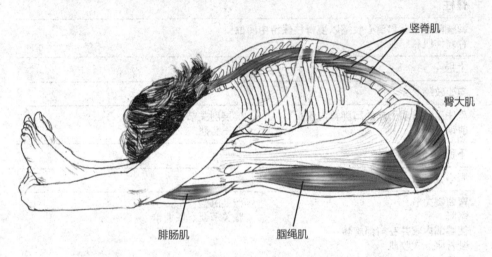

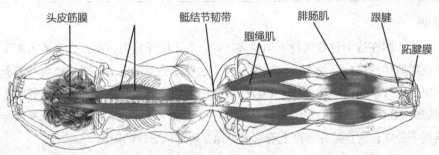

身体的背线是连续的肌肉和筋膜网（跖腱膜），从较低开始一直延伸至头皮筋膜和眉脊

分类

对称坐前屈姿势

骨骼关节动作

脊柱	上肢	下肢
轻度屈曲	肩胛外展并向上旋转肩部屈曲并内收，肘部伸直	SI 联合晃动，髋关节弯曲并内收，膝关节伸直，踝关节背屈

肌肉关节动作

脊柱

离心收缩

通过脊柱的长度分配弯曲部分：
脊柱伸肌

上肢

被动伸长

菱形肌、下斜方肌、背阔肌

下肢

向心收缩	*离心收缩*
保持膝关节伸直： 膝关节肌、股肌群 **内收并在内部旋转：** 耻骨肌、长收肌和短收肌	腘绳肌、臀中肌和臀小肌（后侧纤维）、臀大肌、梨状肌、大收肌、比目鱼肌、腓肠肌

说明

　　在这个姿势中，重力应使身体的前屈程度更大；但是，随着脊柱的伸肌变长，也会沿着脊柱主动分配屈曲的动作，这样其中的某一部分就不会过度屈曲。如果双腿后面和骨盆中非常紧密，那么髋关节弯曲就会受到限制，而髋关节屈肌和腹肌需要通过收缩将身体向前拉，这就会造成髋关节拥挤的感觉。相反，用折叠的毯子抬高座位，或者在坐骨下面放一些其他的支撑物，这样的话重力就可以将上半身向前拉。腘绳肌仍然会变长，但是变长的压力相对小一点。

　　需要注意的是，靠近关节或肌肉连接处的任何伸展感觉都表示肌腱和连接组织正在承受压力。相反，其目的应是沿着整个肌肉的长度引导这种感觉，而不是沿着连接点。

　　这个姿势中的双腿既不是在内部旋转，也不是在外部旋转。然而，许多人都会习惯于将使双腿拉成外部旋转的臀部或双腿紧贴在一起。因此，使内部旋转的肌肉保持中间位对齐就变得非常重要。

呼吸

　　与站立前屈式（第80页）中一样，在这种姿势的站立版本中，深度髋关节弯曲和脊柱屈曲都会压紧身体的前部，并限制腹部通过呼吸移动的能力。胸腔里越自由，这种姿势中的呼吸就越容易。

　　形成这种姿势时呼吸可能非常有用。下腹肌肉引发骨盆和臀部弯曲时，呼气的动作会深化这种弯曲状态，而吸气的动作会帮助使胸腔松动。

Janu Sirsasana

头到膝式

JAH–new shear–SHAHS–anna

janu = 膝；shiras = 接触到头

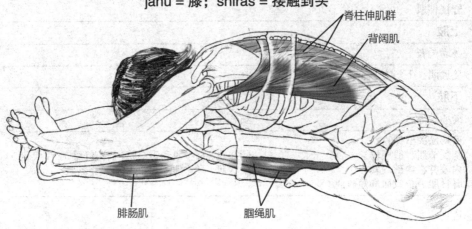

脊柱伸肌群

背阔肌

腓肠肌

腘绳肌

伸长腿边的整个背线可以变长，从脚底延长到头皮筋膜

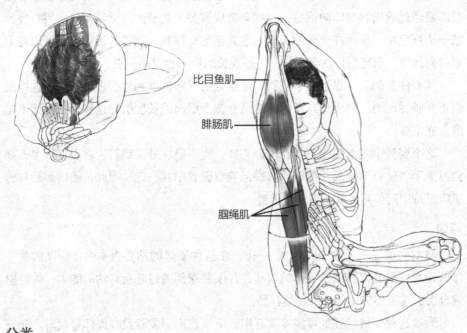

比目鱼肌

腓肠肌

腘绳肌

分类

不对称坐前屈姿势

骨骼关节动作

脊柱	上肢	下肢	
		伸展腿	弯曲腿
轻度屈曲，将胸部旋转至面向伸展的腿	肩胛外展并向上旋转，肩部屈曲并内收，肘部伸直	SI 关节晃动，髋关节弯曲，膝关节伸直，踝关节背屈	SI 关节晃动，髋关节弯曲，外部旋转并外展，膝关节弯曲，踝关节跖屈，脚旋后

肌肉关节动作

脊柱

向心收缩	*离心收缩*
将胸部旋转至面向腿： 腹内斜肌（伸展的腿边）、腹外斜肌、回旋肌、多裂肌（弯曲的腿边）	**通过离心变长的脊柱长度帮助旋转并分配弯曲部分：** 腹外斜肌、回旋肌、多裂肌（伸展的腿边）、腹内斜肌（弯曲的腿边）

上肢

向心收缩	*被动变长*
向上旋转肩胛骨： 前锯肌 **弯曲手臂并内收：** 前三角肌、大胸肌 **伸展肘部：** 肱三头肌	菱形肌、下斜方肌、背阔肌

下肢

伸展腿		弯曲腿	
向心收缩	*被动变长*	*向心收缩*	*被动变长*
保持膝关节伸展： 膝关节、股肌群 **内收并内部旋转：** 耻骨肌、长收肌和短收肌	腘绳肌、臀中肌和臀小肌（后部纤维）、臀大肌、梨状肌、大收肌、比目鱼肌、腓肠肌	**外部旋转臀部并外展：** 闭孔内肌和闭孔外肌、股方肌、梨状肌、上孖肌和下孖肌 **外部旋转臀部和膝关节并弯曲：** 缝匠肌 **弯曲膝关节：** 腘绳肌	大收肌、长收肌和短收肌

说明

这一姿势的不对称性展现了我们在习惯上使用身体的一侧（方向性）的偏好是如何展示在背部肌肉中的。头到膝式还可以展示 SI 关节的相对稳定性和相对移动性中的方向性。每个人都有其"轻松"和"困难"的一面，这是因为人体内天生就存在不对称性。

弯曲腿一侧的 SI 关节移动得越快，转动和面向伸展的腿就越容易。这一点在脊柱伸向伸展的腿时尤其如此。随着髋关节弯曲的程度越来越大，所需要的脊柱弯曲处程度就越小。因为这样会进一步限制腰椎的转动，随后，SI 关节还需要进行更多的动作。

头碰膝式中过度移动 SI 关节的情况非常普遍。当推到这一姿势或者弯曲得太用力且动作直接指向一处关节，而不是通过多处关节分配开来时就会发生这种情况。在这一姿势中，与许多其他的姿势一样，许多位置中的少量动作就会提供最大的活动范围，且不需要在单处关节上进行太多的动作。要想找到全部关节中的这种动作分布情况，确定移动起来最容易（鼓励其移动得少一些）以及移动起来不太容易的关节（鼓励其移动得多一些）就非常重要。

此外，骨盆关节的不动性也会造成屈腿膝关节中出现过大的转矩。许多练瑜伽者报告称他们在形成这一姿势时发生了半月板撕裂。在部分弯曲膝盖中骨盆向前弯曲时会发生这种情况，通过其来支撑股骨，这就会将内侧股骨踝磨成内侧半月板。如果能确保屈腿是真正的完全弯曲，那么就会将半月板安全移到关节的背面。

所有这一切都证明了一个事实，那就是脊柱和 SI、臀部以及膝关节的潜在压力需要均匀分布，这样才不会导致在这一姿势中使得一个结构承担所有的压力。

呼吸

形成这一姿势时呼吸就会非常有用。强调呼气的动作会加大骨盆的弯曲程度，而强调吸气的动作会帮助上部脊柱伸展开来。只有通过下腹部肌肉开始呼气并将吸气直接导向胸腔时才会发生这种情况。

体验只是形成对比的对立呼吸模式也非常有意思：尝试压紧胸腔呼气并吸入腹部区域。注意与第一种建议相比而言的瑜伽姿势的效果。

Parivrtta Janu Sirsasana

反转头碰膝式

par–ee–vrt–tah JAH–new shear–SHAHS–anna

parivrtta = 转向、旋转；janu = 膝；shiras = 触到头部

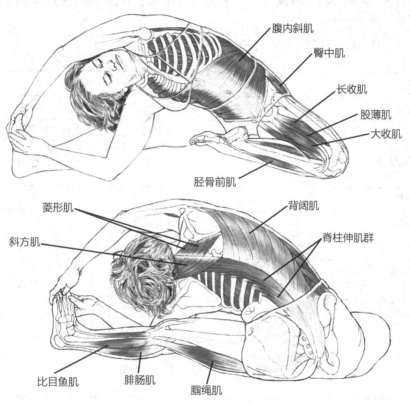

腹内斜肌

臀中肌

长收肌

股薄肌

大收肌

胫骨前肌

菱形肌

背阔肌

斜方肌

脊柱伸肌群

比目鱼肌

腓肠肌

腘绳肌

分类

不对称坐侧弯姿势

骨骼关节动作

脊柱	上肢	下肢	
		伸展腿	弯曲腿
侧屈，转离伸展的腿	肩胛骨外展，向上旋转并抬高；肩膀外展；肘部伸直；前臂旋后	髋关节弯曲，膝关节伸直，踝关节背屈	髋关节弯曲，外旋并外展；膝关节弯曲；踝关节跖屈；脚旋后

肌肉关节动作

脊柱

向心收缩	*离心收缩*
将胸部转至侧面： 腹内斜肌（屈腿一侧）；腹外斜肌（伸直腿一侧） **将头转至最高限度：** 头后直肌、头下斜肌、头长肌和颈长肌、头夹肌（屈腿一侧）；胸锁乳突肌、上斜方肌（伸直腿一侧）	**将侧弯调整为重力：** 腰方肌、背阔肌、脊柱的肌肉（屈腿一侧）

上肢

向心收缩	*离心收缩*
向上旋转、外展并抬高肩胛骨： 前锯肌 **伸展肘部：** 肱三头肌、肘肌	**将手臂伸至头顶之上且不坠落：** 旋转肌、大圆肌、背阔肌

下肢

伸展腿		弯曲腿	
向心收缩	*被动变长*	*向心收缩*	*被动变长*
保持膝关节伸展： 膝关节肌、股肌群 **内收并内部旋转：** 耻骨肌、长收肌和短收肌	腘绳肌、臀中肌和臀小肌（后部纤维）、臀大肌、梨状肌、大收肌、比目鱼肌、腓肠肌	**外部旋转臀部：** 闭孔内肌和闭孔外肌、股方肌、梨状肌、上孖肌和下孖肌 **外部旋转并弯曲臀部和膝关节：** 缝匠肌 **弯曲膝关节：** 腘绳肌	大收肌、长收肌和短收肌

说明

虽然这一姿势中的双腿与头到膝式中的双腿一样（第 134 页），但是脊柱中的动作截然不同：不是转向伸展的腿，而是转离腿；脊柱也不是向前弯曲，而是横向弯曲。脊柱动作中的这一变化同样改变了肩带和手臂中的动作；尤其是背阔肌中的动作变得更长。

侧弯姿势对于释放肩关节中的限制作用很大。当弯曲孟肱关节受到限制时，松动横向弯曲中的肩胛骨常常会发现更大的活动能力。

在这一姿势中，当坐骨继续停留在地板上时，脊柱中就会集中于侧弯的动作。如果屈腿的坐骨可以从地板上抬起，那么侧弯的动作就会进一步移向伸直腿的髋关节以及腿的背面。

呼吸

这一姿势的上侧展开得更大一些，胸腔也更加开放，但是隔膜的下穹顶移动量更大，而且下肺的组织更加顺从。关注这一事实可以非常自然地形成更多的下侧意识，这将有助于防止出现抗压崩溃。

Mahamudra
大手印式
ma–ha–MOO–dra
maha = 很大、巨大、有力；mudra = 密封、闭锁、关闭

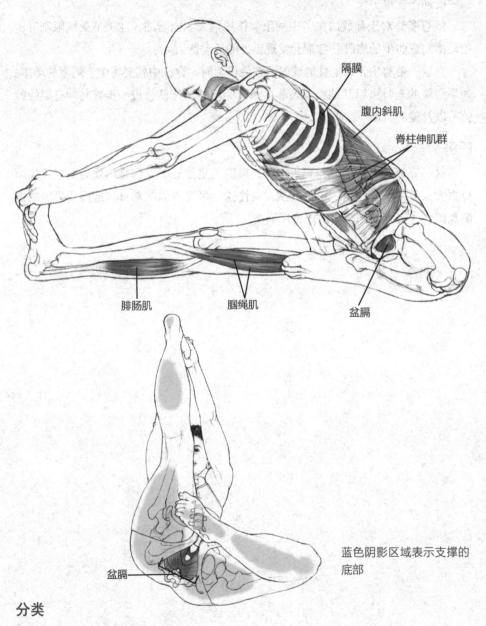

隔膜

腹内斜肌

脊柱伸肌群

腓肠肌

腘绳肌

盆膈

盆膈

蓝色阴影区域表示支撑的底部

分类

不对称坐轴向伸展姿势

骨骼关节动作

脊柱	上肢	下肢	
		伸展腿	弯曲腿
轴向伸展，将胸部转至伸展的腿	肩胛骨外展并向上旋转，肩膀弯曲并内收，肘部伸直	SI 关节晃动，髋关节弯曲，膝关节伸展，踝关节背屈	SI 关节晃动；髋关节弯曲，外部旋转并外展；膝关节弯曲；踝关节跖屈；脚旋后

肌肉关节动作

脊柱

向心收缩	*离心收缩*
将胸部转至面向腿并分布轴向伸展： 腹内斜肌（伸展退一侧）；腹外斜肌、回旋肌、多裂肌（弯曲腿一侧）	**平衡头部的重量：** 后枕下肌 **通过离心变长的脊柱长度帮助旋转和分配轴向伸展部分：** 腹外斜肌、回旋肌、多裂肌（伸展退一侧）；腹内斜肌（弯曲腿一侧）

说明

　　大手印的底部与头到膝式（第 134 页）的底部非常相似，大手印与其相似，而且手臂和双腿的动作也相同。但是，这一姿势中脊柱的主要动作是强有力的轴向脊柱伸展，而不是脊柱弯曲。

　　考虑这一姿势的简单方法是其结合了前屈（弯曲腰椎和颈椎）、后弯（伸展胸椎）以及扭转（轴向旋转胸椎并将骨盆转向伸展的腿）。

呼吸

　　正确完成这一姿势的同时结合全部 3 个收束法被认为是呼吸的极限试验，因为大手印会将所有正常的呼吸动作推出体腔：骨盆底和腹肌中存在强稳定性的动作，胸腔保持抬高的姿势，肋椎关节通过胸椎扭转固定下来，而胸骨提到斜角肌旁边的下巴处。总而言之，身体是被迫要找到另一种不同寻常的呼吸方式。

　　所有平常看得见的外部呼吸动作已稳定之后，就必须通过新的途径将整个系统的核心深处的部分调动起来。在瑜珈文学中这种途径通常指的是中经——中央通道。

Upavistha Konasana

坐式广角姿势

oo–pah–VEESH–tah cone–AHS–anna

upavistha = 坐；kona = 角度

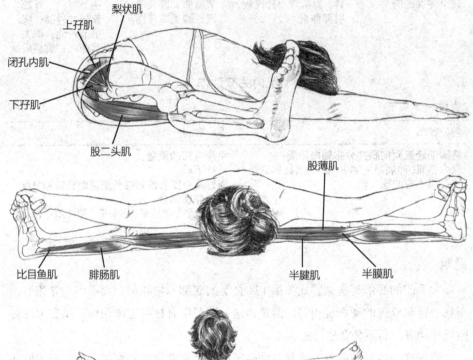

梨状肌

上孖肌

闭孔内肌

下孖肌

股二头肌

股薄肌

比目鱼肌　　腓肠肌　　半腱肌　　半膜肌

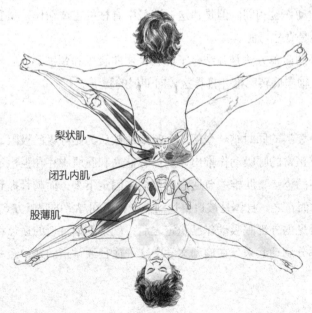

梨状肌

闭孔内肌

股薄肌

分类

对称坐前屈姿势

骨骼关节动作

脊柱	下肢
轻微弯曲趋向轴向伸展	SI关节晃动,髋关节外展并弯曲,膝关节伸展,踝关节背屈

肌肉关节动作

脊柱

离心收缩	
通过脊柱的长度分配弯曲部分: 脊柱伸肌	

下肢

离心收缩	*被动变长*
外展腿部同时将髋关节向前折叠: 股薄肌 臀中肌和臀小肌、梨状肌、上孖肌和 下孖肌、闭孔内肌 **调整前屈:** 半腱肌、半膜肌(内侧腘绳肌)	股薄肌

说明

脊柱的伸肌变长且有活动能力。随着姿势的深化,脊柱平铺在地板上并趋向轴向伸展。

SI关节处会出现强有力的晃动动作,因为骶骨向前摆动的同时会将髂骨留下。如果坐骨从地板上释放出来,那么髋关节和腿背面的动作就会多一些。如果坐骨仍然停留在地面上,那么双腿和脊柱之间分配的动作就会更加均匀。

双腿的起始姿势有时候会描述为外部旋转。如果双脚向上指向天花板,那么髋关节处就不会有外部旋转。髋关节处反而会出现弯曲和内收。

如果双脚向内翻,那么内侧膝盖和内收肌就可能会变长很多。对于身体僵硬的学生来说,更好的选择就是将膝关节略微弯曲一点(有支撑),这样的话腹部的相关肌肉就会感受到更多的伸展感觉。关节处和肌肉附件附近出现的伸展感觉表明该动作不会产生任何有用的效果。

呼吸

在这一姿势中,逐渐延长脊柱的行为会极大地得益于呼吸。如果从下腹部开始呼气,就会帮助固定坐骨并使大腿的背面接触地面,但是如果吸气是从上胸部开始,就会帮助延长脊柱。总而言之,呼气可以使姿势的下半部分接触地面,而吸气可以延长姿势的上半部分。

Baddha Konasana

束角式

BAH–dah cone–AHS–anna

baddha = 束缚；kona = 角度

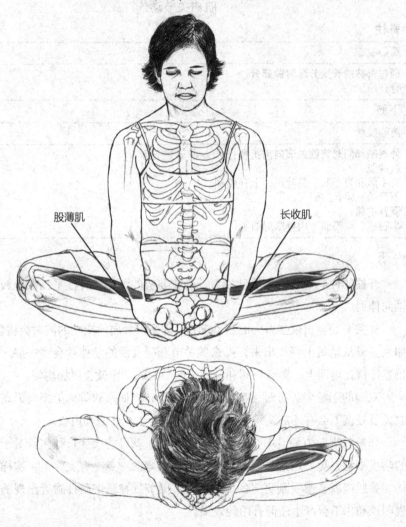

股薄肌   长收肌

分类

对称坐前屈姿势

骨骼关节动作	
脊柱	**下肢**
轻微弯曲趋向于轴向伸展	SI 关节晃动；髋关节弯曲，外部旋转并内收；膝关节弯曲；踝关节背屈；脚旋后

肌肉关节动作

脊柱

离心收缩

通过脊柱的长度分配弯曲部分：
脊柱伸肌

下肢

离心收缩	*被动变长*
外部旋转臀部： 闭孔内肌和闭孔外肌、股方肌、梨状肌、 上孖肌和下孖肌	大收肌、长收肌和短收肌；股薄肌

说明

虽然与背部伸展式（第 132 页）非常类似，但是如果过多地关注于埋下头来，所产生的动作就更偏向于脊柱（弯曲）而不是骨盆（SI 和髋关节）。由于这个原因，其目的就不应该是把头埋在脚中间，而是让肚脐埋在脚中间。

在这个姿势中，闭孔内肌的活动也会刺激骨盆底的肌肉，而骨盆底可以固定姿势的底部。

根据脚与腹股沟的接近程度，可刺激不同的外旋肌来帮助将双腿转出来，并延长不同的内收肌。膝关节伸展的程度越大，股薄肌延长的范围就越大。因为长收肌和短收肌用于弯曲和外部旋转腿部，所以该姿势中的外展会延长内收肌群中的这两种肌肉。因此，非常有必要使脚与骨盆保持多种不同的距离。越近并不总是越好。

束角式对于膝盖来说极具挑战性。脚的旋后动作（较低朝向天花板）会导致胫骨旋转，再加上弯曲，就会动摇膝盖的韧带支持。如果臀部的活动能力不大，而且又将双腿推挤成这种姿势，那么小腿的转矩就会进入膝关节。对其进行保护的其中一种方法就是使双脚外翻（将外边压在地板上）。这样会刺激到腓骨肌，而腓骨肌通过筋膜连接又可以固定侧部韧带并帮助防止其过度旋转。结果就是这种姿势的更多动作指向髋关节。

呼吸

将肚脐（而不是头）夹在脚中的建议是最小化呼吸障碍的又一种方法。将头推向地板会使胸腔崩溃并紧压下腹，从而导致这些腔体改变形状的能力变小。脊柱变长后会使呼吸更加自由。

束角式变式

Supta Baddha Konasana

卧束角式

supta = 休息，躺下睡觉；baddha = 束缚；kona = 角度

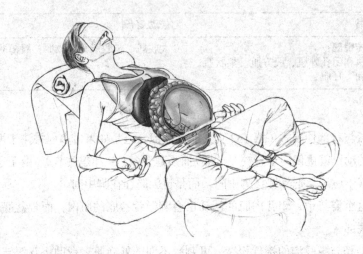

说明

束角式的这种休息式变化会使脊柱呈中间位对齐，或者稍微弯曲来轻轻开始呼吸。这是一种最常用到的恢复姿势。通过使用长枕、毛毯、肩带和靠垫等支撑，这种姿势可以通过各种各样的方式进行改进。

Kurmasana

乌龟式

koor–MAHS–anna

kurma = 甲鱼、乌龟

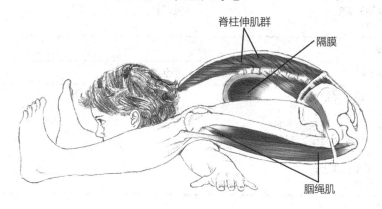

脊柱伸肌群

隔膜

腘绳肌

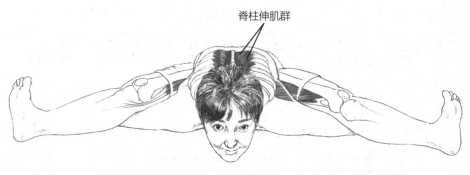

脊柱伸肌群

分类

对称坐前屈姿势

骨骼关节动作

脊柱	上肢	下肢
颈椎伸展，胸椎和腰椎弯曲趋向于伸展	肩胛向下旋转并外展，肩部外展并内部旋转，肘部伸展，前臂旋前	SI 关节晃动，髋关节弯曲并外展，膝关节伸展，踝关节背屈

肌肉关节动作

脊柱

向心收缩	离心收缩
针对腿部和手臂的位置 阻力伸展脊柱： 脊柱伸肌	抵抗过度伸展的颈椎： 颈屈肌

上肢

向心收缩	离心收缩
内部旋转并保护肩 关节： 旋转肌（尤其是肩胛下肌） 手臂一旦位于腿下方就使肩胛骨内收： 菱形肌、斜方肌 将手臂按在腿上： 后三角肌	帮助抵抗肘部过度伸展： 肱二头肌

下肢

向心收缩	离心收缩
将膝盖伸过手臂：膝关节肌、股肌群 **内收并内部旋转腿部**：耻骨肌、长收肌 和短收肌、腘绳肌	将腿压在手臂中，同时调整向前弯曲： 臀中肌和臀小肌、梨状肌、上孖肌和下孖肌、 闭孔内肌、腘绳肌

说明

准备这一姿势时，脊柱弯曲，肩胛骨外展，髋关节弯曲并外展，而且膝关节弯曲。手臂位于双腿下方的位置时，深化这一姿势的动作就是翻转已准备好的动作：脊柱伸展、肩胛骨内收、髋关节伸展并内收以及膝关节伸展。

脊柱和肩胛骨的这一对立动作表示脊柱伸肌和菱形肌等肌肉需要从非常长的姿势收缩（向心收缩肌肉的其中一个更具挑战性的姿势）。

由于手臂被束缚在双腿下方，所以该动作就可能会被迫成为薄弱环节：脊柱可以过度弯曲至腰椎或胸椎区域，或者是腘绳肌可以在其与坐骨的连接处过度活动。

呼吸

在形成这一姿势时隔膜会承受相当大的压缩，而且胸椎弯曲产生的逐步动作可以视作尝试在胸腔中重新建立呼吸空间。

Kurmasana 变式
Supta Kurmasana
卧龟式
supta = 斜倚；kurma = 甲鱼、乌龟

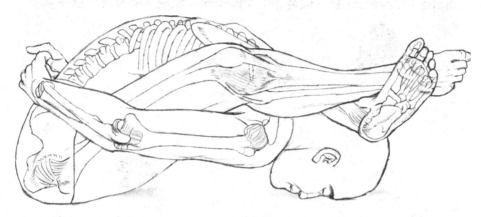

关节囊用蓝色标识

说明

这种姿势非常紧凑，或者说是极其轻松。将双手和双脚分别扣在一起，如果在身体的所有关节处存在足够的运动范围形成这种姿势，那么不费吹灰之力就可以保持。如果动作并没有分布在所有的关节上，那么该姿势就有可能将过多的压力直接指向脊柱、SI 关节以及该姿势中受束缚的手臂、肩关节的前面。旋转肌（尤其是肩胛下肌）既会从内部旋转肱部，还会防止关节变长。

滑在胸腔上的肩胛骨中的自由度越大，指向盂肱关节及其关节囊的压力就越小。之所以使用被会计帮助内部旋转手臂并伸展手臂来干扰脊柱的弯曲程度，是因为背阔肌也是脊柱伸肌。

头骨和颈椎后面的腿的束缚姿势也在这一区域形成了潜在的压力，要么是过度伸长脖子的背面，要么是过度使用推动双腿时的臂力。

如果脊柱的剩余部分中没有足够的移动能力，那么颈椎就会过度弯曲至双腿的位置。这种情况应该避免。

呼吸

一旦锁定为这一束缚姿势，腹肌就没有多大的关系了，因此可以释放开进行腹部呼吸。这种做法相当明智，因为在躯干弯曲期间进行过多的胸椎动作会给已经很脆弱的颈部增加压力。

Ardha Matsyendrasana
半鱼王式

ARD–hah MOTS–yen–DRAHS–anna

ardha = 一半；matsya = 鱼；indra = 统治者、主

Sage Matsyenda 是一位著名的瑜伽老师，据说其研究出了这一姿势

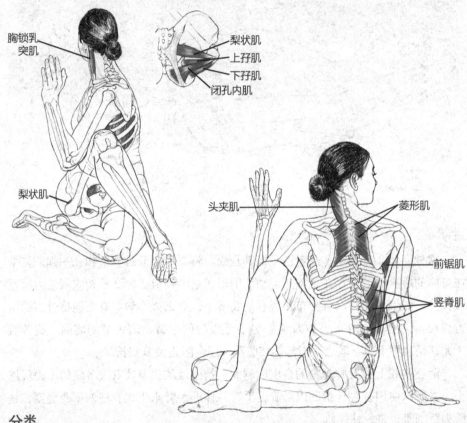

胸锁乳突肌

梨状肌
上孖肌
下孖肌
闭孔内肌

梨状肌

头夹肌

菱形肌

前锯肌

竖脊肌

分类

对称坐扭转姿势

骨骼关节动作

脊柱	上肢		下肢	
	前臂（上面的腿的对侧）	后臂	上面的腿	下面的腿
转向上面的腿	中间位肩胛骨，肩膀外展，肘部弯曲	肩膀伸展，肘部伸展，腕部背屈	髋关节弯曲并内收，膝关节弯曲，脚不离地板	髋关节弯曲，外部旋转并内收，膝关节弯曲；踝关节跖屈

肌肉关节动作

脊柱

向心收缩	*被动变长*
抵住手臂的压力保持伸展： 脊柱伸肌 **将脊柱旋向腿部：** 腹内斜肌、竖脊肌、头夹肌 （上面的腿一侧）；腹外斜肌、回旋肌、多裂肌（下面的腿一侧） **反转头部：** 胸锁乳突肌（下面的腿一侧）	腹外斜肌、回旋肌、多裂肌、胸锁乳突肌（上面的腿一侧）；腹内斜肌、竖脊肌、头夹肌、背阔肌（下面的腿一侧）

上肢

前臂（上面的腿对侧）	后臂
向心收缩	*向心收缩*
稳定肱骨头： 回旋肌 **保持肩胛骨在胸腔上的布置：** 菱形肌 **倚着腿伸展手臂：** 后三角肌 **弯曲肘部：** 肱二头肌	**稳定肱骨头：** 回旋肌 **保持肩胛骨放在胸腔上并抵住肩胛骨的内收：** 前锯肌 **伸展肩部和肘部：** 肱三头肌

下肢

上面的腿		下面的腿	
向心收缩	*被动变长*	*向心收缩*	*被动变长*
弯曲并内收腿部： 长收肌和短收肌，耻骨肌	梨状肌；上孖肌和下孖肌；闭孔内肌和闭孔外肌，股方肌；臀大肌、臀中肌和臀小肌	**外部旋转臀部：** 闭孔内肌和闭孔外肌、股方肌、梨状肌、上孖肌和下孖肌 **外部旋转并弯曲髋关节臀部和膝关节：** 缝匠肌 **弯曲膝关节：**腘绳肌 **弯曲并内收腿部：**长收肌和短收肌	臀中肌和臀小肌

说明

躯干的所有部位都可以促成这一扭转式——从正面的左右两侧和背面的左右两侧使用不同的肌肉层。脊柱呈中间位伸展时平衡转动的程度最大。腰椎的弯曲会危及腰椎骨和腰椎间盘的稳定性，而且伸展的太多往往会将胸椎锁定，从而抑制到该位置的轴向旋转。

还可以通过过度移动肩胛骨并允许其过度内收（后面的肩胛骨）和外展（前面的肩胛骨）来假装进行这一姿势的旋转动作。发生这一情况时，就会发现出现了旋转，但是脊柱并没有出现太多的实际动作。因为肩带在这一方向比胸结构的活动范围更大，所以使手臂呈简易的非约束姿势时就会频繁出现更为强烈的脊柱旋转。如果想要使脊柱的动作清晰化，则在形成这一姿势时不要使用手臂，这样的话在脊柱中就会发现最安全的动作。手臂的力量可作为深化的动作最后使用。过度使用手臂会给脊柱中的脆弱部位增加更多的压力，尤其是 T11 和 T12。

促成这一姿势中脊柱旋转动作强度的另一个因素是双腿的安排，安排情况会极大地限制骨盆的旋转动作——而实际上会将骨盆反旋出脊柱的旋转动作。

呼吸

半鱼王式提供了非常明确的机会，可探索呼吸与 brhmana 和 langhana、prana 和 apana 以及 sthira 和 sukha 的原理关联时的基础动力学。

下肢是这一姿势的稳定基础，而 langhana（腹式呼吸）模式会释放下腹部、髋关节和骨盆底的紧张状态。呼吸的这种方法会刺激体验系统中向下流到的 apana，直至进入地面。

上肢是这一姿势中移动的支撑面，而 brhmana（胸式呼吸）只需稳定吸气开始时的腹壁就可在此完成。这样做会将隔膜的动作移向胸腔和肋椎关节，并且极大地加重胸椎中的深度旋转释放。这种呼吸模式 apana 的向上动作明确相关，使用的是下腹肌帮助从身体向上和向外推动呼气。

在这一姿势中，使用简单的非约束手臂姿势，并尝试将放松的腹式呼吸多次旋转至开始位置。然后，呼气时逐渐加重下腹的收缩程度，最后在开始下一次吸气时使每一次收缩都保持一小会。体验这一姿势时要注意呼吸的效果。

Gomukhasana

牛面式

go–moo–KAHS–anna go = 奶牛；mukha – 脸

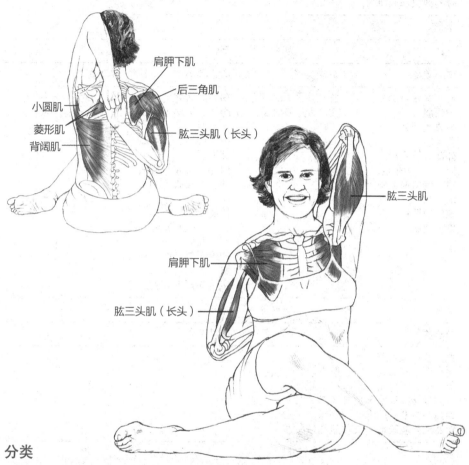

肩胛下肌

后三角肌

小圆肌

菱形肌

背阔肌

肱三头肌（长头）

肱三头肌

肩胛下肌

肱三头肌（长头）

分类

对称坐姿势

骨骼关节动作

脊柱	上肢		下肢
	上臂	下臂	
胸椎略微伸展使脊柱保持中间位	肩胛向上旋转，抬高并内收；肩部外部旋转并弯曲；肘部弯曲；前臂旋前	肩胛向下旋转，内收并压低；肩膀内部旋转并伸展；肘部弯曲；前臂旋后	髋关节弯曲，外部旋转并内收；膝关节弯曲

肌肉关节动作

脊柱

调整向心和离心收缩并保持脊柱中间位对齐：
脊柱伸肌和屈肌

上肢

上臂		下臂	
向心收缩	*被动变长*	*向心收缩*	*被动变长*
向上旋转肩胛骨：前锯肌 **内收肩胛骨：**菱形肌 **外部旋转肩部：**冈下肌、小圆肌 **将手臂弯曲至头上：**前三角肌 **旋前前臂：**旋前圆肌	肱三头肌、背阔肌、大圆肌、胸小肌	**向下旋转并内收肩胛骨：**下斜方肌、菱形肌 **内部旋转肩部：**肩胛下肌 **内部旋转并伸展肩部：**大圆肌、背阔肌 **伸展手臂：**肱三头肌（长头）、后三角肌 **伸展肘部：**肱二头肌 **旋后前臂：**旋后肌	肱二头肌（长头）、胸大肌、前锯肌、上斜方肌

下肢

向心收缩	*被动变长*
外部旋转髋关节：闭孔内肌和闭孔外肌、股方肌、梨状肌、上孖肌和下孖肌 **外部旋转并弯曲髋关节和膝关节：**缝匠肌 **弯曲膝关节：**腘绳肌 **弯曲并内收腿部：**长收肌和短收肌	臀中肌和臀小肌

说明

向上和向下旋转肩胛骨需要继续进行内收来避免过度移动肩关节。如果肩胛骨不能移动，则可能在盂肱关节处进行了太多的动作，从而导致关节囊过度移动，或者影响到了肱二头肌和冈上肌的肌腱。

如果髋关节不能充分移动，那么可能是膝关节中的转矩过大。应格外注意避免膝关节出现任何拉伤，因为膝关节在半屈状态时半月板最易受到攻击。

呼吸

释放腹壁并将呼吸直接指向下腹有助于骨盆底和髋关节的释放。吸气时抑制下腹会使呼吸直接进入胸部，从而加剧肩部结构中的动作。

Monkey Pose

神猴式

ha–new–mahn–AHS–anna hanumat = 大下巴、猴子首领

　　长尾猴是猴子部队的半神首领，担任的职务是罗摩神。通过世代口头传下来的印度神话"罗摩传"告诉我们，长尾猴曾经单步一跃跨过了印度南部和斯里兰卡之间的距离。下面这种弹跳式姿势就是模仿其著名的跳跃。

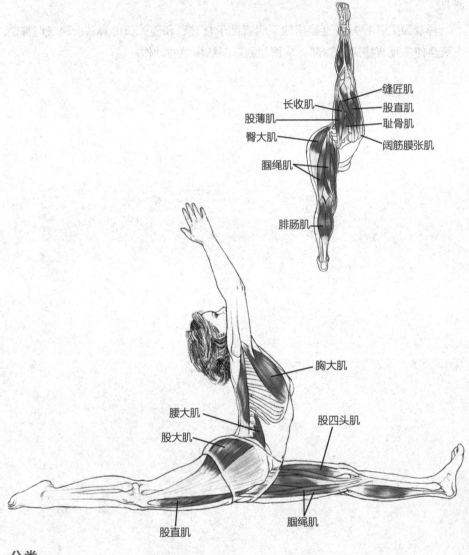

缝匠肌
长收肌
股薄肌
股直肌
臀大肌
耻骨肌
腘绳肌
阔筋膜张肌
腓肠肌
胸大肌
腰大肌
股四头肌
股大肌
腘绳肌
股直肌

分类

不对称坐前屈和后弯姿势

骨骼关节动作

脊柱	上肢	下肢	
		前腿	后腿
伸展	肩胛向上旋转，外展并抬高；肩部弯曲并内收；肘部伸展	SI 关节晃动；髋关节弯曲，内部旋转并内收；膝关节伸展；踝关节背屈	SI 关节反向晃动；髋关节伸展，内部旋转并内收；膝关节伸展；踝关节跖屈

肌肉关节动作

脊柱

向心收缩	离心收缩
伸展脊柱： 脊柱伸肌	**允许脊柱伸展（后弯）且不会坠下：** 腰小肌、腹肌、颈长肌、垂直肌、舌骨上肌和舌骨下肌

上肢

向心收缩	被动变长
外展、向上旋转并抬高肩胛骨： 前锯肌、上斜方肌 **稳定、弯曲并内收肩关节：** 回旋肌、喙肱肌、胸大肌（上部纤维）、前三角肌、肱二头肌（短头）	菱形肌、背阔肌、胸大肌（下部纤维）、胸小肌

下肢

前腿		后腿
向心收缩	离心收缩	离心收缩
保持膝关节伸展： 膝关节肌、股肌群 **内收并内部旋转：** 耻骨肌、长收肌和短收肌	**帮助过度连接髋关节并保持内部旋转和内收：** 腘绳肌、臀中肌和臀小肌（后部纤维）、臀大肌、梨状肌、大收肌、比目鱼肌、腓肠肌	**帮助过度伸展髋关节，同时保持内收和内部旋转：** 腰大肌、髂肌、股直肌、缝匠肌、耻骨肌、长收肌和短收肌、股薄肌、阔筋膜张肌

说明

在这个极端的姿势中，前腿和半骨盆中的前屈动作受到后腿和半骨盆中的后弯动作的反击。随后，脊柱可以从这两种对立的动作中寻求平衡。

在类似背部伸展式（第132页）的对称前屈中，部分前屈动作源于脊柱和下肢。同样，在类似轮式（第249页）的后弯中，后弯动作源于下肢和脊柱的共同作用。

不过，在神猴式中，两条腿进行着对立的动作这一事实表明前屈和后弯动作几乎全部指向了腿部，从而使两个方面都更为强烈。

由于髋关节弯曲时的运动范围通常会大于伸展时的运动范围，所以前腿通常会更快地趋于弯曲状态，而后腿的动作会将脊柱拉成伸展状态。这也就是为什么通常会认为前腿的伸肌中比后腿的屈肌中的力量要大。每条腿中的动作都会受到另一条腿的限制，这就使得这种姿势有点像束缚姿势。这种限制意味着与直接指向可能脆弱的区域相比，力量并没有在空间中分散开来（在这种姿势中，腿筋附件尤其容易受到过度移动）。如果被动完成这一姿势的话，这种担忧还会变得更加严重。

出现重力意味着没有必要向心收缩任何肌肉来将身体拉成这种姿势；相反，身体本身的重量会加重这一动作。不过，要想安全地完成这个姿势，身体不仅仅是被动地释放到重力中。

如果更加主动地完成神猴式动作，且关注的是延长肌肉的离心动作，那么这种姿势的活动能力可以分配到多个关节处；许多位置中只需少量的动作就可以安全地分配力量。这就需要意识到自己趋向于所拥有的位置或者释放开来，这样就会使移动的位置稳定下来，并使固定的区域移动起来。

关于腿呈中间位旋转还需要注意的是：双腿的姿势按照内部和外部旋转呈中间位状态时，其实际上就会主动进行内部旋转来保持这种中间位姿势。关节中的中间位姿势并不总是需要少量肌肉力量，具体情况取决于重力和其他肢体的动作。保持中间位姿势常常需要非常有力的肌肉动作。

在这个姿势中，许多人会让后腿从外部旋转来让所有动作都到位。让后腿铺开会让扭转压力移到腰椎和后腿的 SI 关节上，而不是说将扭转压力移到后膝上。这还会给后腿的内收肌（长收肌和短收肌、耻骨肌以及股薄肌）增加更多的压力，且不会离心支持髂肌和腰大肌或者股直肌。因此，腹股沟会受到过度移动，而通常过于紧绷的股直肌也不会像其本来一样进行太多的动作。它会采用不同种类的方法来防止降低，并根据需要使用小道具（积木和毛毯）来保持这一姿势的完整性。

呼吸

可以自由呼吸时，你就知道自己能够有效地完成这个姿势。当所有的弯曲、伸展和旋转力量已实现平衡而且脊柱也可以轻松伸展，呼吸往往就会变得越来越吃力。强烈建议使用小道具，这样的话就可以逐步完成任务且不会过多地妨碍呼吸节奏。

Navasana

船式

nah–VAHS–anna

nava = 船

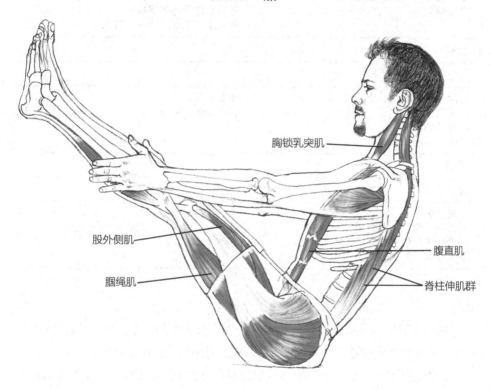

胸锁乳突肌

股外侧肌

腘绳肌

腹直肌

脊柱伸肌群

分类

对称前屈平衡姿势

骨骼关节动作

脊柱	上肢	下肢
中间位脊柱	肩部弯曲	髋关节弯曲并内收

肌肉关节动作

脊柱

向心收缩	*离心收缩*
使脊柱保持中间位曲线： 脊柱伸肌	**针对重力的拉力保持中间位脊柱 并防止过度伸展腰椎：** 腰大肌（上部纤维）、腹肌

上肢

向心收缩

肩胛骨停留在胸腔上： 前锯肌、菱形肌	**伸展肘部：** 肱三头肌、肘肌
弯曲肩部： 喙肱肌、前三角肌	

下肢

向心收缩

弯曲髋关节： 腰大肌、髂肌、股直肌	**内收并内部旋转：** 耻骨肌、股薄肌、长收肌和短收肌
保持膝关节伸展： 膝关节肌、股肌群	

说明

　　这一姿势中的挑战并不是姿势本身与重力有多大的关系。如果选择 45 度，就会成为手杖式中的垂直坐姿（一定会展现自身的挑战；参见第 130 页）。

　　理想的情况下，这一姿势中的重量分布在坐骨和尾骨之间。不应该由骶骨承受全部的重量。如果手杖式由于腿的背面短小而成为一项挑战，那么同样的缺陷就无法正确支撑腿部笔直的船式姿势。在这种情况下，弯曲膝关节使脊柱保持中间位就是一个非常好的选择。

　　据说这种瑜伽姿势常常会使用腹肌。这是真的；不过，腹肌并不会将身体拉成这种姿势——而是会防止上肢坠落下来。

　　在这个姿势中，支撑身体的动作是髋关节弯曲，这个动作是由腰大肌和髂肌形成的。如果无法使用腰大肌和髂肌，那么在尝试保持原位时就可能会过度使用股直肌或阔筋膜张肌。

就像通过缩短低杠杆臂的长度可以使这个姿势更容易一样，通过延长上杠杆臂会使将手臂伸过头顶变得更困难。

呼吸

要想保持这一姿势的稳定与平衡，必须完全克制并专注于呼吸。要想说明这样做的重要程度，可尝试在进行船式动作的同时采用深腹部呼吸。

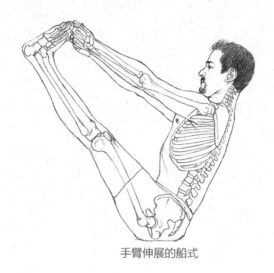

手臂伸展的船式

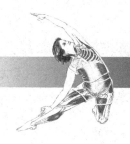

人 跪着的时候，身体的重量会压在膝盖、胫骨和脚背上。跪着会使重心靠近地面，站着的时候就不会，但是重心离地面的距离比坐着的时候要远一些。跪姿包括坐式跪姿和站式跪姿，是婴儿从坐过渡到站立的一个很重要的过渡姿势。

这个姿势与降低自己的温柔感或崇拜意识有关。这种姿势的形成原因可能是：一个人坐着的时候比站着的时候更易受到攻击，尤其是这个人低头弯腰的时候。即使是国王和法老的骄傲站立姿势在做礼拜时也会因此卑微的姿势而有所缓和。

跪姿也是一种放松警惕的姿势，与力量和敏捷程度有关，如金刚式和英雄式（第 164 页）。在武术中，跪姿用作一种预备姿势，站起来时比盘腿而坐更容易一些，而且在练习合气道时，甚至可以训练从跪姿摔倒。

在瑜伽姿势中，跪姿常常用来帮助松动髋关节。双脚和小腿从支撑物底部移开时，就需要关注髋关节、骨盆半和骨盆底的动作。

跪姿还可以提供一种稳定的对称基点，从此基点提升重心后，脊柱就可以完全伸展开来，最完美的表达姿势就是骆驼式（第 170 页）和单脚鸽王式（第 172 页）。

Vajrasana

金刚式

vahj–RAHS–anna

vajra = 雷电、金刚石

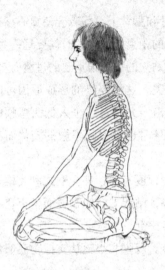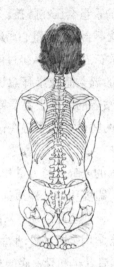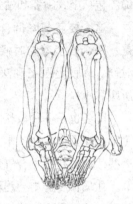

Virasana

英雄式

Veer–AHS–anna

vira = 男人、英雄、首领

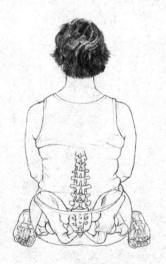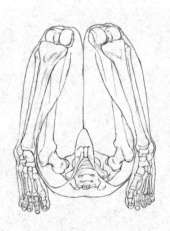

常见的骨骼关节动作（针对前两种姿势）

脊柱	下肢
中立位或者轴向伸展	髋关节弯曲，内部旋转并内收；膝关节弯曲；踝关节跖屈

说明

就像简易式（第 126 页）、熟练式（第 126 页）和莲花式（第 127 页）一样，其目标也是稳定和简易，或者是 sthira 和 sukha，这是帕坦伽利（Patanjali）在《瑜伽经》（Yoga Sutras）中所介绍的所有瑜伽姿势的基础素质。英雄坐和金刚坐都是支撑脊柱和头骨的一种极好的姿势，在这种方式中可将感觉转向呼吸控制和静坐（就像第 126 页开头的坐姿一样）。

对于一些人来说，这些坐姿之所以比盘腿而坐要容易一些，是因为在其进行至善坐和简易坐时髋关节不需要从外部旋转或内收。

此外，坐姿更具有对称性，是因为两条腿可以做同样的动作，而且任何一条腿都不需要交叉跨过另一条腿。这种双腿交叉姿势可在具有长期效果的骨盆和髋关节处产生不对称的动作。

Balasana

婴儿式

bah–LAHS–anna

bala = 年幼、幼小、尚未成熟或发育不全

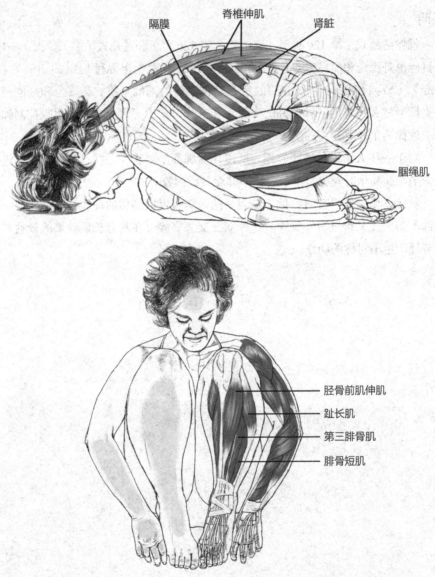

隔膜　脊椎伸肌　肾脏

腘绳肌

胫骨前肌伸肌

趾长肌

第三腓骨肌

腓骨短肌

分类

对称跪前屈姿势

骨骼关节动作

脊柱	下肢
弯曲	SI 关节晃动，髋关节弯曲并内收，膝关节弯曲，踝关节跖屈

说明

重力会将弯曲自如的身体拉成这个姿势。

这一姿势的其中一个目标是将坐骨带至脚踝处并将前额带至地板。为此，许多肌肉需要拉长：脊柱的伸肌、股大肌、梨状肌和其他回旋肌、腘绳肌、臀中肌和臀小肌（因为髋关节内收）、胫骨前肌、第三腓骨肌、趾长伸肌和趾短伸肌，以及脚上的拇长伸肌和拇短伸肌。

具体变式包括扩大膝部（臀部外展），这样可以使脊柱形成更为中立的伸展，并为腹部创造空间；将手臂伸过头顶；用双手紧抱脚踝；在前额下交叉手臂；然后将头转向一侧。

有时候，髋关节前面会出现充血。这种情况可能是因为使用了髋部屈肌将身体向下拉至大腿造成的，而不是让重力形成这种姿势造成的。使用小道具有助于释放这种情况。

如果脚趾头的伸肌太僵硬或者脚上的骨骼缺乏移动能力，那么脚背上就会有约束感。此外，脚部内附肌的弱点常常会在这种姿势和类似的姿势中造成痉挛（例如，英雄式和金刚式，第 164 页）。

呼吸

如果髋关节完全弯曲并内收，并使躯干的前面依靠在大腿的前面，那么腹部和前胸腔中的呼吸动作就会受到极大的限制。这就需要腰部和胸腔进行更多的动作。这就是为什么这些位置会出现紧绷感、这个姿势会使人感到呼吸困难的原因。

Supta Virasana

卧英雄式

soup–tah veer–AHS–anna

supta = 斜靠、躺下休息；vira = 勇敢或杰出的人、英雄、首领

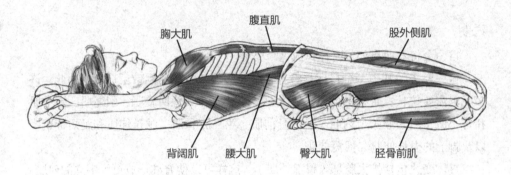

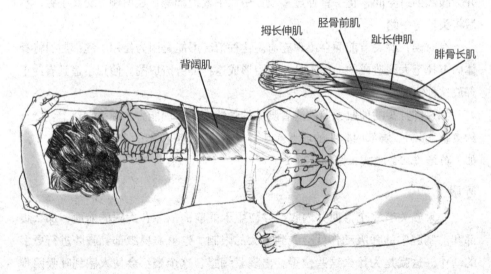

分类

对称跪后弯姿势

骨骼关节动作

脊柱	下肢
轴向伸展	SI 关节逆向晃动；髋关节伸展，内部旋转并内收；膝关节弯曲并选内；踝关节跖屈

肌肉关节动作

脊柱

向心收缩	被动变长
防止腰椎过度移动： 腰小肌、腹肌	腰大肌

下肢

向心收缩	被动变长
双膝并在一起： 股薄肌、大收肌	腰大肌、股直肌、股肌群、缝匠肌、胫骨前肌、趾长伸肌、拇长伸肌

说明

这一姿势中出现了手臂姿势的许多变式——在两侧、伸出头顶和支撑在肘部。如果背阔肌较短，将手臂伸出头顶就会因为连接下背中的背阔肌而造成伸展过度。

由于内部旋转中的髋关节通常比在外部旋转中更具有挑战性，所以以仰卧英雄式会展示"腹股沟"的真正打开程度。这个姿势通常在开始时是脊柱弯曲，尤其是如果髋屈肌紧绷的话更要先弯曲脊柱，因为双腿的内部旋转是通过身体的重量形成适当的姿势。

如果髋关节伸肌太僵硬，而且姿势太用力，那么就可以将这种力量传到下背，也可以传到膝关节。支撑这个姿势时应允许进行最大限度地髋关节伸展；这样使得坐在地板上就不那么重要了。

由于膝关节有危险，所以要让双脚活动并避免旋后，这对保持膝关节的完整性非常重要。

如果完成姿势的时候注重髋关节的内部旋转和伸展的话，这种姿势对于缓解坐骨神经和下背疼痛非常有用。如果完成得不充分，这个姿势就会加重下背的疼痛。

呼吸

腰大肌和腹壁中的紧张度会对腹腔产生前部和后部的压力。活动腹肌以拉平腰椎曲线时会扩大这种效果。由此产生的呼吸方式也会喜欢在腹压上下活动。

强调胸腔底部的胸呼吸动作有助于活动上脊柱和肩带。专注于骨盆底动作有助于释放髋关节、腹股沟和臀部区域的紧张程度。

Ustrasana

骆驼式

oosh–TRAHS–anna

ustra = 骆驼

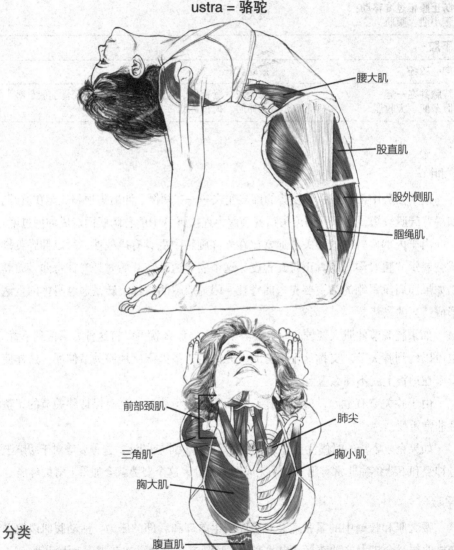

腰大肌

股直肌

股外侧肌

腘绳肌

前部颈肌

三角肌

胸大肌

腹直肌

肺尖

胸小肌

分类

对称跪后弯姿势

骨骼关节动作

脊柱	上肢	下肢
弯曲	肩胛骨内收并向下旋转，肩部伸展并内收，肘部伸展 SI 关节逆向晃动，髋关节伸展	并内收，膝关节弯曲，踝关节跖屈

肌肉关节动作

脊柱

向心收缩	离心收缩	被动变长
伸展脊柱（不过大部分伸展动作都是由重力造成的）： 脊柱伸肌	**防止腰椎过度活动：** 腰小肌、腹肌 **头部伸展时防止颈椎伸展过度：** 前部颈肌	腰大肌

上肢

向心收缩		被动变长
内收、抬高并向下旋转肩胛骨： 菱形肌、肩胛提肌 **稳定肩关节并防止肱骨头部前伸：** 回旋肌	**伸展并内收肩关节：** 肱三头肌（长头）、大圆肌、后三角肌 **伸展肘部：** 肱三头肌	胸大肌和胸小肌、肱二头肌、喙肱肌

下肢

向心收缩	离心收缩
伸展、内收并内部旋转髋关节： 腘绳肌、大收肌、臀大肌	**防止髋关节伸展和膝关节弯曲：** 股直肌 **防止膝关节弯曲：** 膝关节肌、股肌群

说明

重力会将躯干拉成背面弯曲状态，可以通过手臂动作和脊柱屈肌的离心动作进行阻止。

在颈椎中，前部颈肌进行离心活动，不过胸锁乳突肌不应进行活动，以避免将头骨的底部拉成寰椎或轴线。

双腿的内部旋转通过支持该关节的前部对齐有助于稳定 SI 关节。

在颈部的底部或胸椎的顶部找到健康伸展的脊柱可能非常具有挑战性。这样有助于使用较深的前部颈肌的离心力量集中释放胸锁乳突肌来稳定头部的重量。骆驼式可能是消化系统中较为强烈的活动，尤其是对于食管来说更是如此。

呼吸

在骆驼式中，胸部结构保持为吸气姿势，并且腹壁会变长。这就会导致身体"正常"呼吸的能力减小。其中的秘诀就是找到较深肌肉组织的支撑，这样较为靠近表层的力气就可以平静下来。然后，可能就会注意到最深层的表层颈肌（斜角肌）和肺尖中的呼吸动作之间存在一种有趣的关系，而肺尖是挂在内斜角肌上的。

Eka Pada Rajakapotasana

单脚鸽王式

eh–KAH pah–DAH rah–JAH–cop–poh–TAHS–anna

eka = 一个；pada = 脚、腿；raja = 国王、皇家；kapota = 鸽子、野鸽

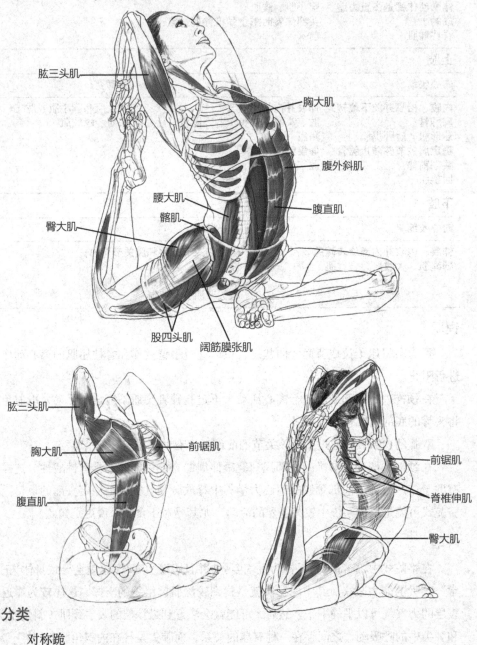

肱三头肌

胸大肌

腹外斜肌

腰大肌

髂肌

腹直肌

臀大肌

股四头肌

阔筋膜张肌

肱三头肌

胸大肌

前锯肌

腹直肌

前锯肌

脊椎伸肌

臀大肌

分类

对称跪

骨骼关节动作

脊柱	上肢	下肢	
		前腿	后腿
伸展	肩胛骨向上旋转,外展并抬高;肩部弯曲,内收并外部旋转;前臂旋后;手和手指头弯曲	SI 关节晃动,髋关节弯曲并外部旋转,膝关节弯曲,踝关节跖屈,脚部旋后	SI 关节逆向晃动;髋关节伸展,内部旋转并内收;膝关节弯曲;踝关节跖屈

肌肉关节动作

脊柱

向心收缩		*离心收缩*
伸展脊柱: 脊柱伸	**使后腿姿势的扭曲中立化:** 腹内斜肌(前腿一侧);腹外斜肌(后腿一侧)	**防止腰椎伸展过度:** 腰小肌、腹肌

上肢

向心收缩	
外展、向上旋转并抬高肩胛骨: 前锯肌、上斜方肌 **稳定、弯曲并内收肩关节:** 回旋肌、胸大肌(上部纤维)、前部三角肌、肱二头肌(短头)	**旋转前臂并抓住脚:** 手和手指头的旋后肌与屈肌

下肢

前腿	后腿	
离心收缩	*向心收缩*	*被动变长*
防止髋关节弯曲: 腘绳肌、梨状肌、闭孔内肌、上孖肌和下孖肌	**形成髋关节伸展和膝关节弯曲:** 腘绳肌 **形成髋关节伸展、内部旋转并内收:** 大收肌	髂肌、腰大肌、股直肌

说明

有一点很重要，就是不要将身体折叠成这个姿势。骨盆底、腘绳肌和臀肌都应该离心转动，以便将重力产生的重量分配在整个姿势的底部，而不是正好落在腿筋附件和膝关节处。

与所有的姿势一样，还有更多复杂的姿势，各种经验也可以借鉴，可根据个人的力量、平衡度和活动范围进行选择。

这种姿势之所以归类为跪姿，是因为这是开始姿势，而支撑的底部实际上并不是跪着。这种瑜伽姿势有一个独特的支撑基础：前腿的背面和后腿的正面。这个底部与伸展的膝关节的底部相同，几乎可以成为神猴式（第 156 页）。

虽然这个姿势中的前腿是外部旋转，但是仍然需要外部旋转肌肉中的很多力量，例如梨状肌、闭孔内肌、上孖肌和下孖肌。这是因为这些肌肉还是髋关节伸肌和外展肌，而前腿的动作是髋关节弯曲并内收——前腿的内收程度越大，这些肌肉中的感觉就越大。

当膝盖伸展至前腿时（接近 90 度的弯曲状态），臀部的旋转就会大幅加强。这个动作会给膝盖增加更多的压力，尤其是髋关节受到限制时压力更大，而且膝盖在 90 度时更容易受到扭转力量的伤害。脚部和脚踝部的动作有助于稳定并保护膝盖。

Eka Pada Rajakapotasana 变式

向前折叠

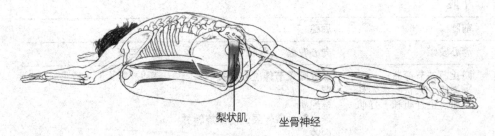

梨状肌　　　坐骨神经

说明

这种变式加剧了前腿的腘绳肌和其他髋关节伸肌（例如，梨状肌）的动作，这是因为前腿上进行了更深程度的髋关节弯曲且施加了更多的体重。同时，这种变式也减少了后臀部和脊柱中的动作。

这种姿势经常用于"伸展"梨状肌和坐骨神经。当出现坐骨神经痛时，伸展坐骨神经并不一定有用，因为梨状肌也不是一直负责坐骨神经痛。有一点可以确定的是，经常练这个瑜伽姿势有助于缓解疼痛，不过更有可能是臀部和骨盆的活动能力以及下肢所有肌肉的效果起了作用。

下列几幅插图展示了坐骨神经与梨状肌在各种姿势状态中的关系。

1. 中立的臀部位置（图a）；

2. 外部旋转并外展，这实际上会缩短梨状肌（图b）；

3. 髋关节伸展，由此梨状肌和其他回旋肌变长了（图c）；

髋关节弯曲并内收，这是将梨状肌以及坐骨神经拉至最大长度（图d）。

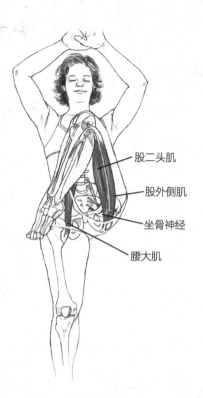

股二头肌

股外侧肌

坐骨神经

腰大肌

向前折叠变化

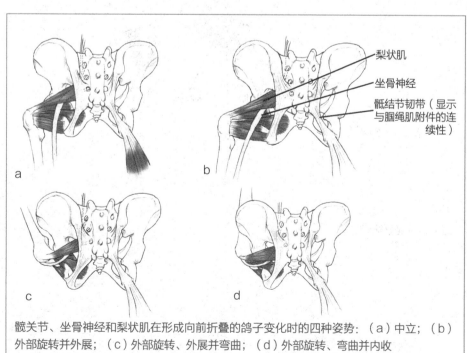

梨状肌

坐骨神经

骶结节韧带（显示与腘绳肌附件的连续性）

a

b

c

d

髋关节、坐骨神经和梨状肌在形成向前折叠的鸽子变化时的四种姿势：（a）中立；（b）外部旋转并外展；（c）外部旋转、外展并弯曲；（d）外部旋转、弯曲并内收

Parighasana

门闩式

par–ee–GOSS–anna

parigha = 用于锁门的铁条

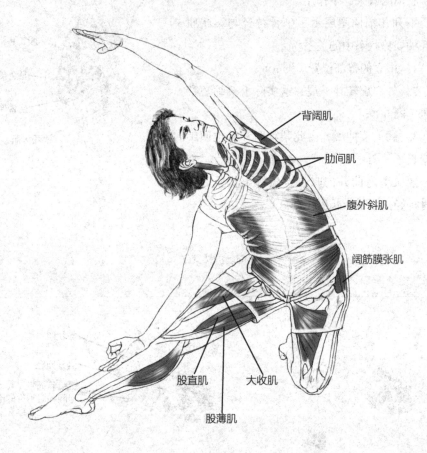

背阔肌

肋间肌

腹外斜肌

阔筋膜张肌

股直肌

大收肌

股薄肌

分类

不对称跪侧弯姿势

骨骼关节动作

| 脊柱 | 上肢 | | 下肢 | |
	上臂	下臂	跪着的腿	伸展的腿
侧屈，颈椎旋转并伸展	肩胛向上旋转并抬高，肩膀外展，肘部伸展	肩膀外展，前臂旋后	髋关节伸展并内收，膝关节弯曲，踝关节背屈	髋关节弯曲，外部旋转并外展；膝关节伸展；踝关节跖屈

肌肉关节动作

脊柱

向心收缩	离心收缩
使躯干朝前： 腹内斜肌（屈腿的一侧）；腹外斜肌（伸展腿的一侧）	**防止因重力坠落：** 腹外斜肌、腰方肌（屈腿的一侧）

上肢

上臂

向心收缩	离心收缩
向上旋转、外展并抬高肩胛骨： 前锯肌 **稳定肩关节：** 回旋肌： **伸展肘部：** 肱三头肌、肘肌	**将手臂伸过头顶且不会因重力坠落：** 大圆肌、背阔肌

下肢

| 伸展的腿 | | 跪着的腿 | | |
向心收缩	离心收缩	向心收缩	离心收缩	被动变长
旋转并外展腿部： 缝匠肌、梨状肌、上孖肌和下孖肌、闭孔内肌	**防止压扁髋关节：** 腘绳肌	**伸展、内收并内部旋转髋关节：** 腘绳肌 大收肌 臀大肌 股肌群	**防止髋关节伸展和膝关节弯曲：** 股直肌 **防止膝关节弯曲：** 膝关节肌	臀中肌和臀小肌、阔筋膜张肌

说明

旋转是由于脊柱骨中关节面的形状以及肌肉的螺旋状通道而造成脊柱侧弯从而自动进行。要想保持动作完全侧弯，上肋骨和下肋骨要相互逆向旋转。在这种情况下，上肋骨向后旋转，而下肋骨向前旋转。为此，需要恢复上侧的腹内斜肌和下侧的腹外斜肌。

此外，如果站立腿髋关节的外部出现绷紧状态（在阔筋膜张肌、臀中肌或臀小肌中），那么这个髋关节就会尝试弯曲，而不是仅仅保持内收状态。站立腿应保持髋关节伸展（通过大收肌和腘绳肌）来预防这一情况。

如果背阔肌中出现绷紧状态，那么将手臂举过头顶可以向前推动胸腔（通常会压紧浮肋并抑制呼吸），甚至也可以在手臂举起时向下拉动肩胛骨，这就可能会导致碰撞肩峰过程中的肱二头肌和冈上肌。

呼吸

在这一姿势中，隔膜的哪一侧移动得较多——上侧？延长的一侧或是下侧？还是压紧的一侧？答案与身体两侧的答案一样吗？请讨论。

Simhasana

狮子式

sim–HAHS–anna

simha = 狮子

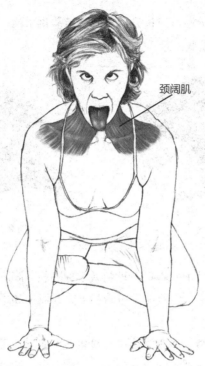

颈阔肌

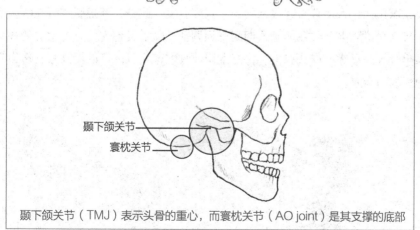

颞下颌关节

寰枕关节

颞下颌关节（TMJ）表示头骨的重心，而寰枕关节（AO joint）是其支撑的底部

分类

对称跪姿势

骨骼关节动作

脊柱

寰枕关节弯曲，脊柱中立，内收并抬高眼球

说明

舌头变长的灵活性可以提升舌骨；袭击消化系统；并刺激舌骨肌群、胸骨、腹直肌、耻骨和骨盆底。

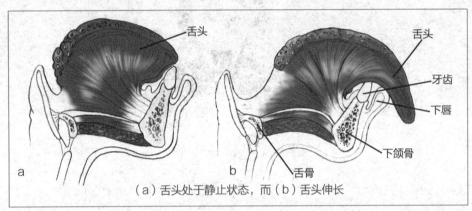

（a）舌头处于静止状态，而（b）舌头伸长

猛烈的呼气（狮子的咆哮）可刺激三种隔膜：胸隔膜、盆膈和声隔膜。颈阔肌也可以在狮子式中进行收缩。眼睛的上直肌肌肉和中直肌肌肉可以收缩至向内直视和向上直视。

狮子式可以刺激并释放许多通常被忽视的肌肉。舌头和下巴可以视作脖子的前部，而颈椎张力经常与这些结构的紧张度有关。此外，颈阔肌（覆盖喉咙前部的矩形扁平薄肌肉）可在狮子式期间得到调补。除了美容的优点（虚弱的颈阔肌与易生皱纹的喉咙处皮肤有关），有意识地收缩这块肌肉可以提高其在努力吸气期间释放的能力。

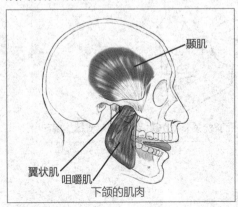

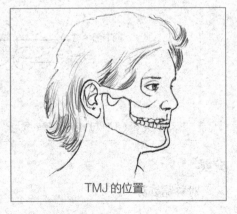

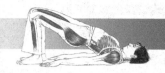

仰卧的意思是以面部朝上的姿势横躺着。仰卧是俯卧的反义词，俯卧则是面部朝下躺着。同样，旋后意思是将手、脚或者肢体翻转，而旋前指的是将手、脚或者肢体向下翻转。

这两个词都起源于拉丁语：Supinus 意思是向后依靠，而 pronus 意思是向前依靠。有意思的是，这是每种姿势中平常动作的反向动作。在仰卧的姿势中，弯曲脊柱和肢体通常是将身体移入预定的位置；而在俯卧姿势中，是进行伸展脊柱或肢体。

从仰卧姿势进入各种瑜伽姿势通常需要身体的前部肌肉组织，这就是为什么要在这一姿势开始的时候进行许多腹部加强练习。

正如山式（第72页）是一种典型的站立姿势一样，摊尸式（第182页）也是一种基本的仰卧姿势。在摊尸式中，身体的背面几乎完全接触地板的支撑物。无处落下，所以姿势肌就可以从重力作用下的固定晃动中放松下来。

摊尸式可能具有最低的重心，而且是所有仰卧姿势的起始点。摊尸式还是那些瑜伽姿势经常结束的姿势。由于仰卧时稳定身体需要极少的力量，所以从此处形成的姿势在定义上几乎都是 langhana，而且在将重心提高时就进一步变成了 brhmana（参见第20页）。

Savasana

摊尸式

shah-VAHS-anna

sava = 尸体

这种姿势又称为死亡姿势，或者是 mrtasana（mrit-TAHS-anna）Mrta 的意思是死亡。

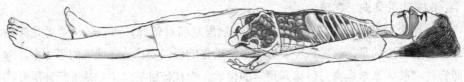

分类

对称仰卧姿势

说明

摊尸式据说是最容易完成的瑜伽姿势，但也是最难掌握的姿势。无论训练要求其他的瑜伽姿势可能仿照自己的平衡、力量还是灵活性，保持无需努力或无需尽力之意识的挑战都可能是最能体现我们所涉及的身心结合的探讨情况。

在摊尸式中，完全负重接触地板的结构展示了身体的主要曲线（第 37 页的第 2 章）。这些曲线包括脚后跟、胸腔、胸椎、肩胛骨和头骨的后表面。

远离地板的结构反映了身体的次要曲线，尤其是脚踝、膝关节、腰部和颈椎背部的圆角面。

不同个人的手臂接触点也大不相同，而且手臂也可以安排成各种各样的姿势。

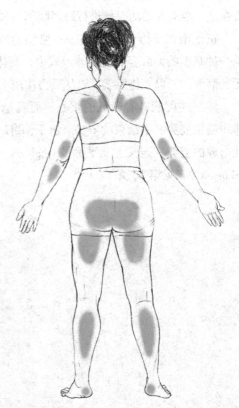

蓝色阴影区域显示的是主要承重结构，包括最主要的曲线

对称性

在摊尸式中，肢体通常是仔细形成从外面看来对称的姿势。这可能与身体的动觉（本体感受）反馈相冲突，因为看似对称的情况感觉并不总是对称的。我们可以通过各种方式在内外体验中探讨这种差别。

有时候也可能需要尽量将身体结构调整成对称状态，然后再看看无需反应是否可以收到不对称感觉的动觉反馈。或许本体感受器甚至可以适应这一新信息并重新定义中立的感受。

此外，还需要多从内部组织并寻求内心的舒适与安宁，而不用去考虑肢体安排得究竟有多不对称。我们可以从不对称中寻找平衡，这是每个人都需要认识到的重要区别，因为我们的内部结构中没有一个是对称的。不管怎样，这些结构都能够找到平衡与协调。因为所有人的身体生来就是不对称的，所以对这一事实不要太过于纠结，这对于实现深度状态的情感与身体融合很有必要。

呼吸

深度状态的安静意识与睡觉截然不同，而是这种姿势中常见的一种经历。在摊尸式中，身体完全处于静止状态，其新陈代谢也摆脱了应对重力的需求，这就使得可以进行所有呼吸练习中最难的一种：充分意识到——但不是控制——呼吸动作的行为。

通常，当意识到在呼吸时，在某种程度上就会改变其自然的节奏。当尚未意识到呼吸时，就会受到自主的冲动与下意识习惯的共同驱使。当呼吸的自然动作中并列出现主动意识与放弃时，就有可能使得真正放弃这一强大的实现成为一种意志行为。

Apanasana

膝到胸式

ap–an–AMS–anna

apana = 排除系统废弃物的重要空气

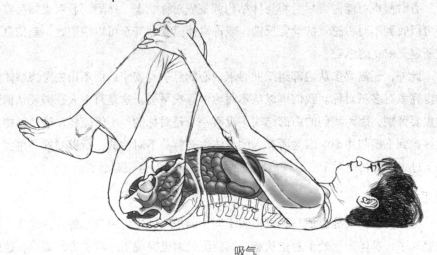

吸气

呼气

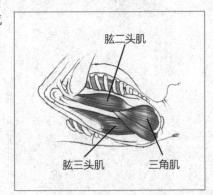

肱二头肌

肱三头肌　　　三角肌

分类

对称仰卧向前弯曲串联瑜伽姿势

说明

Apanasana 是理疗瑜伽的其中一种重要工具,因为其简单又便于练习,直接将呼吸与身体动作连接在一起。在这种简单的串联瑜伽动作或序列动作中,双手放在膝盖上,吸气并使腿远离身体。而呼气时双腿会向着身体移动。这一动作可通过多种方式来实现:通过极其平缓的呼吸动作、简单的肢体动作或者更为有力的脊柱动作。

呼吸

Apanasana 在呼气时刺激隔膜向上释放,膝盖卷入身体,可以主动使用腹肌和髋关节伸肌,也可以使用手臂使大腿在腹部上下抽动,并使腹肌和髋关节伸肌处于被动状态。

下背紧张感可能是由隔膜紧绷造成的。执行膝到胸式是一种简单有效的方式,可通过移动腹部的内件来帮助脊柱下部,并为腹部肌肉创造更多的隔膜空间来形成姿势性支撑。

同时采取双脚支撑式(第 188 页)和 Apanasana,就可以形成一组强大的并列动作来促使发生深刻的身体变化并加速愈合。

Setu Bandhasana

桥式

SET–too bahn–DAHS–anna

setu = 水坝、堤坝、桥；bandha = 锁；setubandha = 堤道或桥的形成；
水坝、桥

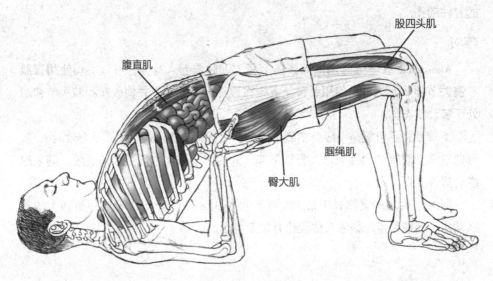

股四头肌

腹直肌

腘绳肌

臀大肌

分类

对称仰卧倒立姿势

骨骼关节动作

脊柱	上肢	下肢
颈椎和上胸椎弯曲，下胸椎和腰椎伸展	肩胛内收，向下旋转并抬高；肩部伸展并内收；肘部弯曲；前臂旋后；手腕背屈	SI 关节逆向晃动，髋关节伸展，膝关节伸展，踝关节背屈

肌肉关节动作

脊柱

向心收缩	离心收缩
伸展下胸椎和腰椎： 脊柱伸肌	**防止腰椎伸展过度：** 腰小肌、腹肌

上肢

向心收缩	离心收缩
内收、抬高并向心选择肩胛骨： 菱形肌、肩胛提肌 **稳定肩关节并防止肱骨头部伸长：** 回旋肌 **伸展并内收肩关节：** 肱三头肌（长头）、大圆肌 后三角肌 **弯曲肘部并将前臂旋后：** 肱二头肌、肱肌	**接收并支撑骨盆的重量：** 手腕和手的伸肌

下肢

向心收缩	被动变长
伸展髋关节： 腘绳肌、臀大肌 **伸展、内收并内部旋转髋关节：** 大收肌、股薄肌 **伸展膝关节：** 膝关节肌、股肌群	腰大肌、髂肌

说明

在这一姿势中，要想找到完全的髋关节伸展且在髋关节处没有内收或者外部旋转，这可能是一项不小的挑战。如果腘绳肌和大收肌不够强壮，那么臀大肌可能就会进行太多的动作并将腿拉至外部旋转，而其他的内收肌（例如，耻骨肌）可能会通过刺激将双膝并在一起，而且还会弯曲髋关节，或者是股直肌可能用来伸展膝关节，但也会妨碍伸展髋关节的能力。

脊柱伸肌（尤其是腰椎）可能非常有用，但是腰椎伸展过长并无多大用处，因为这样可能会通过拉紧腰大肌群从而限制髋关节伸展。

虽然双膝的最后姿势是弯曲的形状，但是形成这一姿势的动作是其中一种伸展动作，因为这是从较为弯曲状态变为不太弯曲的状态。

抬高肩胛骨会将肩胛带移向地板，随后就会使胸腔提升并远离地板。在这一姿势中，不要压紧肩胛骨或者将其拉向背面，这一点非常重要，因为该动作会使肩胛骨远离颈椎，从而留下弯曲的颈部独自承受上肢的重量。

　　手臂上的动作也是肩倒立式（第 190 页）和靠墙倒箭式（第 196 页）中的基础；髋关节和腿部的动作与提升成轮式（第 249 页）的动作相同。

　　总而言之，需要考虑许多肌肉动作才可以使这一姿势平衡，而且保持这个基本的姿势实际上需要更高程度的协调。

呼吸

　　这一姿势可以有机会体验三种收束法：会阴收束法的下腹动作，腹部收束法中胸腔底部的打开（手的位置支撑），以及收颌收束法中与颈椎弯曲相关的下颌固定。

Setu Bandhasana 变式

Dwi Pada Pitham

双脚支撑式

dvee PA–da PEET–ham

dwi = 两个；pada = 脚；pitham = 凳子、座位、椅子、长凳

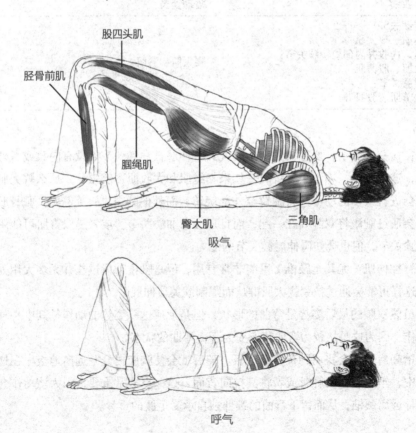

股四头肌

胫骨前肌

腘绳肌

臀大肌　　三角肌

吸气

呼气

分类

对称仰卧串联瑜伽姿势

说明

除了手臂的姿势，这一姿势中肌肉、脊柱和关节的动作实际上都与桥式中的动作完全相同。桥式与双脚支撑式之间的主要区别是串联瑜伽动作，这是一种与吸气和呼气相协调的动态动作。

这种简单但通用的练习可通过各种各样的方式用于释放脊柱与呼吸结构中的紧张度，还可以帮助平衡支撑类似姿势的腿与臀部的动作，例如桥式和轮式（第249页）。

呼吸

提升动作通常在吸气时完成，而降低的动作在呼气时完成，但是这种模式可通过改变来产生不同的效果。例如，只需进行降低动作，同时在呼气结束时暂停呼吸就可以轻松激活三种收束法（bhaya kumbaka）。降低脊柱的同时使用bhaya kumbhaka可使骨盆底中立位提升，并使腹部内件朝向胸腔中的低压区域移动。随后的吸气可以明显向下释放骨盆底，并在这个时常拉紧的区域产生显著的放松感。

Salamba Sarvangasana

肩倒立式

sah–LOM–bah sar–van–CAHS–anna

salamba＝受支持（sa＝用，alamba＝支持）；sarva＝全部；anga＝肢体

"头倒立"一词用于区别肩倒立的这种变式和不受支持的（niralamba）变式。

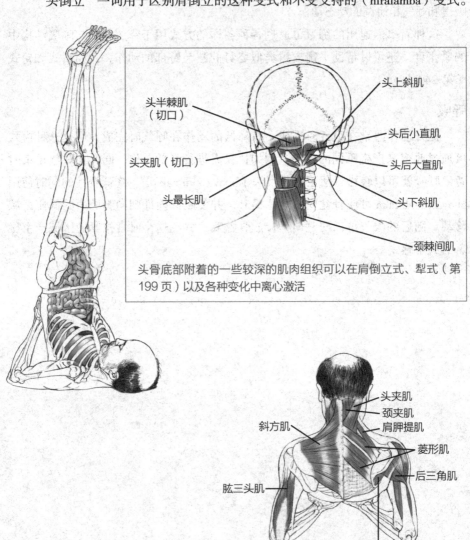

头骨底部附着的一些较深的肌肉组织可以在肩倒立式、犁式（第199 页）以及各种变化中离心激活

分类

对称仰卧翻转姿势

骨骼关节动作

脊柱	上肢	下肢
颈椎和上胸椎弯曲，下胸椎和腰椎伸展	肩胛内收，向下旋转并抬高；肩膀伸展并内收；肘部弯曲；前臂旋后；手腕背屈	髋关节伸展并内收，膝关节伸展，踝关节背屈

肌肉关节动作

脊柱

	离心收缩
调整向心收缩和离心收缩以支持脊柱： 脊柱伸肌和屈肌	**防止因身体重量而弯曲：** 颈椎伸肌

上肢

向心收缩

	伸展并内收肩关节： 肱三头肌（长头）、大圆肌、后三角肌
内收、抬高并向下旋转肩胛骨： 菱形肌、肩胛提肌	**弯曲肘部并将前臂旋后：** 肱二头肌、肱肌
稳定肩关节并防止肱骨头部伸长： 回旋肌	**支持胸腔：** 腕关节和手的屈肌

下肢

向心收缩

防止腿落下脸部： 腘绳肌、臀大肌	**伸展膝关节：** 股肌群
伸展、内收并内部旋转髋关节： 大收肌、股薄	

说明

与桥式（第 186 页）一样，这一姿势的基础是肩胛带（而不是颈部）。要想真正完成肩倒立式，抬高、内收并向下旋转肩胛骨的肌肉必须足够强健，才能使肩胛骨保持适当的姿势且不用在意压在其上的整个身体的重量。准备这一姿势时，关键之处是肩胛骨要与其他动作同时抬高；如果肩胛骨被压低，那么颈椎就会承受整个身体的重量而呈现弯曲姿势，这样就非常容易受到伤害。

从犁式（第 199 页）进入这一姿势更需要脊柱的伸肌，尤其是胸椎，因为胸椎在收缩之前呈拉长姿势。从桥式进入这一姿势更需要肩关节的伸肌和脊柱的屈肌（腰大肌和腹肌）。

从脊柱和腹部肌肉的角度来看，处于这一姿势远比进入这一姿势的挑战要小。但是，保持这一姿势对于肩胛骨的肌肉来说更具有挑战性，因为这些肌肉要承受身体的静态负载。

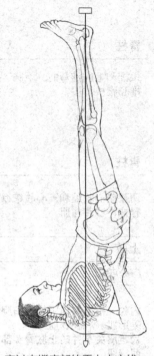

穿过支撑底部的重力中心线

呼吸

肩胛骨中出现的活动能力越大（或者胸部的其他肌肉的阻力较小），这一姿势中呼吸妥协的机会就越小。这个姿势在整个肩胛带中需要大量的灵活性和力量。如果没有肩胛带的完整性，重量就会跌落在胸部而使隔膜造成堵塞。

保持胸腔底部打开可以使隔膜与腹部内脏有效地转向头部，这样就会实现反转的全部好处。

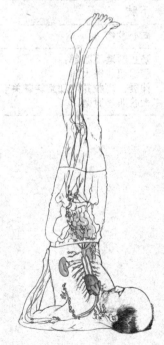

肩带中的淋巴引流

Niralamba Sarvangasana

无支撑（不用手臂）肩倒立式

neera–LOM–bah sar–van–GAHS–anna

niralamba = 没有支撑，独立，自己支撑；psarva = 全部；anga = 肢体

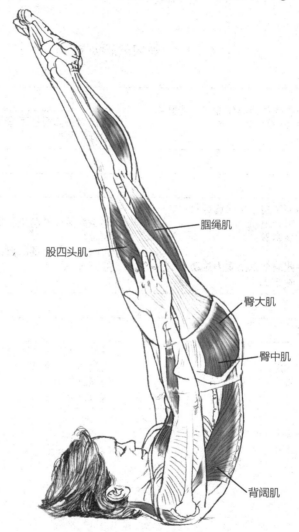

腘绳肌

股四头肌

臀大肌

臀中肌

背阔肌

分类

对称仰卧反转姿势

骨骼关节动作

脊柱	上肢	下肢
颈椎和上胸椎弯曲，下胸椎和腰椎伸展	肩胛骨内收，向上旋转并抬高；肩膀内收；肘部伸展；前臂旋前	髋关节伸展并内收，膝关节伸展，踝关节背屈

肌肉关节动作

脊柱

调整向心收缩和离心收缩以支持脊柱： 脊柱伸肌和屈肌	*离心收缩*
	防止因身体重量而弯曲： 颈脊髓两种

上肢

向心收缩

内收、抬高并向上旋转肩胛骨： 斜方肌、肩胛提肌 **向上旋转肩胛骨：** 前锯肌 **弯曲并内收肩部以防重力拉动：** 小圆肌、喙肱肌	**稳定肩关节并防止肱骨头部伸长：** 回旋肌 **内收肩部并伸展肘部：** 肱三头肌

下肢

向心收缩

防止腿跌向脸部： 腘绳肌、臀大肌	**伸展、内收并内部旋转髋关节：** 大收肌、股薄肌 **伸展膝关节：** 股肌群

说明

在这个姿势中，肩胛骨抬高、内收并略微向上旋转；如果没有手臂的杠杆作用，这就需要使用肌肉将肩胛骨移到胸腔上来进行较有力的动作。这些动作或许感觉像是与同时执行内收、抬高和向上旋转的动作相矛盾。但实际上，在这个姿势中可以也有必要用于保护颈部。如果内收时没有保持好肩胛骨，那么身体的重量就会落在脊柱上；如果肩胛骨没有向上旋转，那么手臂在支撑身体时就会受到挑战。肩胛骨在伸展到膝盖时位于中立旋转的位置，但是使其进入这一位置的动作就是无支撑肩倒立式中向下旋转形成的向上旋转动作。

腰大肌和腹肌的上部纤维再次足以用来保持胸椎的脊柱弯曲程度。此外，出现更大程度的腰椎弯曲会将双腿进一步带过头顶来抵消重力的拉动。防止朝向腰椎弯曲的这种趋势会使脊柱屈肌更为吃力地离心运转，以此来防止身体的重量滚落到地板上。

在脊柱屈肌和伸肌的这个平衡动作中，通常感觉不到的不平衡会显露出来，因为手臂不能用于影响对称性。当出现这些转矩时，就会使这一姿势更加难以平衡。

呼吸

在无支撑肩倒立式中，躯干的屈肌和伸肌群中的激烈动作会对呼吸的形状变化形成巨大的挑战。因为这种极具难度的平衡姿势需要在腹部和胸部肌肉组织中进行大量的稳定动作，深度呼吸时的任何尝试都会破坏这一姿势的稳定性，就像是这些主要肌肉群的全身激活需要大量的氧化处理一样。

效率——找到保持这一姿势所需的最少力气——就可以使有限的呼吸动作为支撑这一姿势提供足够的能量。

Viparita Karani

靠墙倒箭式

vip–par–ee–tah car–AHN–ee

viparita = 转身、翻转、颠倒；karani = 活动、形成、动作

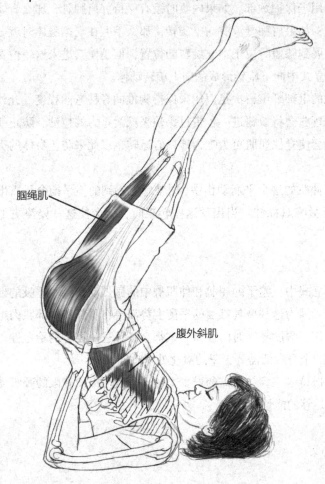

腘绳肌

腹外斜肌

分类

对称仰卧反转姿势

骨骼关节动作

脊柱	上肢	下肢
颈椎和上胸椎弯曲，下胸椎和腰椎伸展	肩胛内收、向下旋转并抬高，肩部伸展并内收，肘部弯曲；前臂旋后，腕关节背屈	髋关节弯曲并内收，膝关节伸展，踝关节背屈

肌肉关节动作

脊柱

向心收缩	*离心收缩*
伸展下胸椎： 脊柱伸肌	**防止腰椎伸展过度并反向移动腿的重量：** 腰大肌和腰小肌、腹肌

上肢

向心收缩	*离心收缩*
内收、抬高并向下旋转肩胛骨： 菱形肌、肩胛提肌 **稳定肩关节并防止肱骨头部伸长：** 回旋肌 **伸展并内收肩关节：** 肱三头肌（长头）、后三角肌 **弯曲肘部并将前臂旋后：** 肱二头肌、肱肌	**接收并支持骨盆的重量：** 腕关节和手的屈肌

下肢

向心收缩	*离心收缩*
伸展膝关节： 股肌	**防止腿跌向脸部：** 腘绳肌、臀大肌 **伸展、内收并内部旋转髋关节：** 大收肌、股薄肌

说明

在肩倒立式（第 190 页）中，脊柱的竖脊肌比在靠墙倒箭式中更为活跃。在靠墙倒箭式的提升变化中，与脊柱肌肉相比，腹肌更能有效地防止骨盆压到手上——因为髋关节处于弯曲状态，所以以双腿重量的落下方式与骨盆重量的落下方式一样，都是向后落下并进一步促进脊柱伸展。

在靠墙倒箭式中，腹肌在离心收缩过程中活动强烈。

如果不能调整其变成状态，那么骨盆的重量就会落在手或者手腕上。练习开始和结束这一姿势的能力可以帮助需要腹部离心控制的其他动作，例如，将腿落下从头倒立或者手倒立的姿势形成轮式（第 249 页），从而控制树式（第 86 页），然后再从山式（第 72 页）回归到上轮式，如此等等。

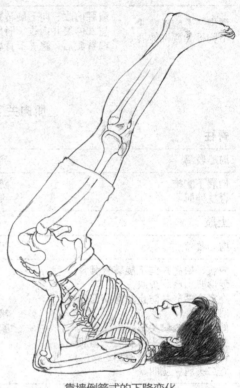

靠墙倒箭式的下降变化

身体比例与个人上下肢的体重分布差异对这一姿势的体验影响极大。最好的例子就是，对于下肢体重比例极大而且其脊柱灵活性通常较大的女性来说如何才能控制好这一姿势中的动作。

呼吸

靠墙倒箭式的反转性质可产生与膝到胸式中向上动作相关的清洗、排除效果。这一姿势有支撑的变式就是恢复性瑜伽练习的重要主题。

Halasana

犁式

hah–LAHS–anna ha!a = 犁

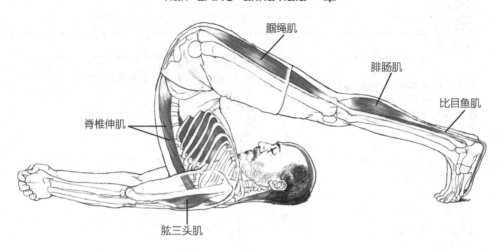

腘绳肌

腓肠肌

比目鱼肌

脊椎伸肌

肱三头肌

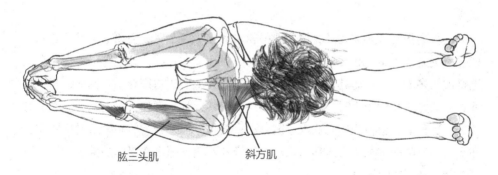

肱三头肌

斜方肌

分类

对称仰卧反转前屈姿势

骨骼关节动作

脊柱	上肢	下肢
弯曲	肩胛内收，向下旋转并抬高；肩部伸展并内收；肘部伸展；前臂旋前；腕关节伸展；手和手指弯曲	SI 关节晃动，髋关节弯曲并内收，膝关节伸展，踝关节背屈，脚趾伸展

肌肉关节动作

脊柱

离心收缩

防止因身体重量而弯曲：
脊柱伸肌

上肢

向心收缩

内收、抬高并向下旋转肩胛骨： 菱形肌、肩胛提肌 **稳定肩关节并防止肱骨头部伸长：** 回旋肌	**伸展并内收肩关节：** 肱三头肌（长头）、大圆肌、 后三角肌 **伸展肘部：** 肱三头肌 **紧握双手：** 手和手指的屈肌

下肢

向心收缩	*离心收缩*	*被动变长*
伸展膝关节： 股肌群 **背屈踝关节并缩回脚趾头：** 胫骨前肌、趾伸肌	**保持双腿对齐：** 腘绳肌、大收肌、股薄肌	腓肠肌、比目鱼肌

说明

这种姿势有许多变式：脊柱伸展得较多或较少、手臂在头顶上，或者是双手像在肩倒立式（第190页）中一样在背面。在这些变式中，其中有一些会在脊柱上增加较多的压力，而其他一些变式施加在脊柱上的压力则较小。例如，当手臂伸到头顶并抓住脚趾头时，肩胛骨就会向上旋转并远离脊柱，而重量会落在上脊柱处。这种变式会使胸椎和颈椎过度移动；而且，如果腘绳肌和臀肌过于紧绷，那么由于有限的髋关节弯曲却面临较大的脊柱弯曲，那么在双脚的推挤动作中还可能会有破坏性的压力。

由于这一姿势会使脊柱产生非常强烈的紧张感，尤其是颈椎区域，所以保持肩胛骨以及颈椎和胸椎的完整性尤为重要，而不是将腿压在地板上；如果需要保护颈部的话则需对双腿进行支撑。

呼吸

与在肩倒立式中一样，是胸腔底部保持打开作业可以使隔膜和腹部内脏有效地转向头部，这样就可以体现反转的全部好处。在这一姿势中，该动作极具挑战性，因为髋关节伸展往往会产生更多腹内压力。

犁式可以很好地测量自由呼吸的程度。这也是形成活动范围与灵活性来进入这一姿势的一个办法，但是与让隔膜和各个器官足够自由地保持不变并舒适地呼吸完全不同。

Karnapidasana

耳到膝式

KAR–na–peed–AHS–anna

karna = 耳朵；pidana = 挤压、按压

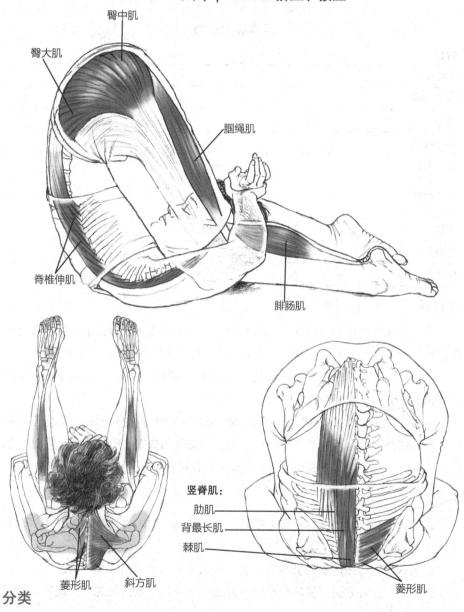

臀中肌

臀大肌

腘绳肌

脊椎伸肌

腓肠肌

菱形肌　斜方肌

竖脊肌：

肋肌

背最长肌

棘肌

菱形肌

分类

对称仰卧反转前屈姿势

骨骼关节动作

脊柱	上肢	下肢
弯曲	肩胛外展并向上旋转，肩部弯曲，肘部弯曲，手和手指弯曲	SI 关节晃动，髋关节弯曲，膝关节弯曲，踝关节跖屈

肌肉关节动作

脊柱

被动变长	
脊柱伸肌	

上肢

向心收缩	*被动变长*
弯曲肘部： 肱二头肌 **紧握双手：** 手和手指的屈肌	菱形肌、斜方肌

下肢

被动变长	
臀大肌	

说明

脊柱的伸肌应该均匀地变长，从而确保开口分布在整个脊柱上。当手臂伸过头顶且肩胛骨逐渐远离脊柱时，所承受的重量就会从肩胛骨转向胸椎的棘突。

这种变式会由于双腿和骨盆的重量而过度伸展胸椎和颈椎，从而将压力导向颈部和上背部易受伤害的肌肉。

这就与肩倒立式（第 190 页和 193 页）的肩部动作形成对照，因为肩带的脊柱伸展和肩胛内收是反向的，所以处于活跃状态的肌肉现在就变长了。不过，如果释放的时候过于被动，那么就可能会将肌肉过度拉长。

呼吸

在这个姿势中，下肢的重量下坠到躯干，这是最大的弯曲状态——基本上是反向承重的呼吸。

如果这一姿势中的肌肉呈拉紧状态，那么即使关节和肌肉足够灵活，呼吸也会受到限制。这种限制很快就会导致肌肉无法保持自己的活动能力；此时，就应该退出瑜伽姿势。

Jathara Parivrtti

腹部扭转式

JAT–hara par–ee–VRIT–ti

jathara = 腹部、肚皮、下腹、内脏、任何事物的内部；parivrtti = 旋转、滚压

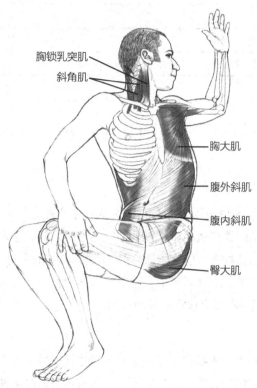

胸锁乳突肌

斜角肌

胸大肌

腹外斜肌

腹内斜肌

臀大肌

分类

不对称仰卧扭转姿势

骨骼关节动作

脊柱	上肢		下肢
	手臂在腿对侧	手臂抱着腿	
旋转	肩胛内收，肩膀外展并外部旋转，肘部弯曲	肩胛外展，肩部外展内部旋转，肘部弯曲	髋关节弯曲，膝关节弯曲

肌肉关节动作

脊柱

被动变长

腹外斜肌、肋间肌、横突棘肌（上面的腿一侧）；腹内斜肌、肋间肌、竖脊肌的斜肌（下面的腿一侧）

上肢

被动变长

胸大肌和胸小肌、喙肱肌、背阔肌（手臂在腿对侧）

下肢

被动变长

臀大肌、臀中肌和臀小肌；梨状肌；上孖肌和下孖肌；闭孔内肌（上面的腿）

说明

要想保证这种扭转均匀分布在整个脊柱上，使脊柱保持中立位这一点非常重要。双膝弯曲时这样做的难度很大，因为很容易就会进入腰椎弯曲而使旋转程度深化。但是，这样做可能会给腰椎骨和腰椎盘带来额外的压力。如果脊柱中缺少平衡的移动能力，那么就可能会将额外的压力直接导向易受伤害的部位，例如 T11 和 T12 之间的腰椎盘或肩关节的前部。

呼吸

由于身体是由地板提供支撑，且主要动作是通过重力来提供，所以呼吸和姿势肌可以在腹部扭转式中自由地释放，从而就可以通过各种方式控制呼吸来实现特殊的效果。例如，将呼吸动作引至腹部可以释放腹部和骨盆底中的张力，并帮助降低腰椎部位中的外来肌肉紧张感。在吸气期间抑制腹壁的对立模式可将隔膜的动作导向胸腔结构中，从而移动肋椎关节。在坐式扭转中也可以实现类似的效果（参见第 7 章第 152 页中关于半鱼王式的讨论）。

Jathara Parivrtti 变式

双腿伸直

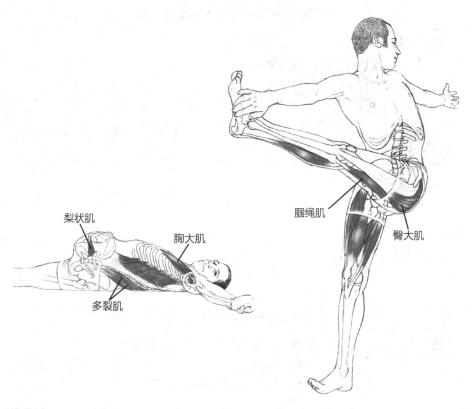

梨状肌

胸大肌

多裂肌

腘绳肌

臀大肌

说明

　　在这种变式中，上面腿的腘绳肌变长；此处的拉紧状态可以促使脊柱弯曲。下面腿的腘绳肌处于活动状态，而且可以通过伸肌动作帮助反向移动脊柱的弯曲。

　　下面的腿伸展之后，上面的腿就可以进行更多的内收动作，并有可能进行内部旋转，这就会导致髂胫带、臀小肌、臀中肌和臀大肌、梨状肌、上孖肌和下孖肌以及闭孔内肌增加长度。

Fish Pose

鱼式

mots–YAHS–anna matsya = 鱼

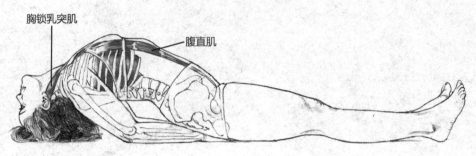

胸锁乳突肌 腹直肌

分类

对称仰卧后弯姿势

骨骼关节动作

脊柱	上肢	下肢
伸展	肩胛向下旋转并内收，肩膀伸展并内收，肘部弯曲，前臂旋前	髋关节弯曲并内收，膝关节伸展

肌肉关节动作

脊柱

向心收缩	*离心收缩*
以伸展状态从地板提升脊柱： 脊柱伸肌 **伸展脊柱（以及弯曲髋关节）：** 腰大肌	**防止颈椎和腰椎伸展过度：** 颈部前肌、腰小肌、腹肌

上肢

向心收缩	*被动变长*
稳定肩关节： 回旋肌 **在肩部内部旋转、伸展并内收手臂：** 背阔肌 **伸展肩关节并将手压在地板上：** 肱三头肌 **内收肩胛骨：** 斜方肌、菱形肌 **将手转向地板：** 旋前方肌和圆肌	喙肱肌、胸大肌和胸小肌

下肢

向心收缩	
弯曲髋关节（以及伸展脊柱）： 腰大肌、髂肌 **使腿部接触地面：** 腘绳肌	**弯曲髋关节并伸展膝关节：** 股四头肌

说明

这种姿势可在专注于使用脊柱伸肌（包括脊柱前部的腰大肌）或者支撑肘部期间完成。如果使用肘部的支撑物，那么躯干的肌肉就无需太多的工作量，而且可能在呼吸时更为容易，扩展的程度更大。

如果在专注于伸展脊柱的肌肉期间完成这一姿势，那么在将手臂提升地板时也可以更好地保护好颈部。这种姿势的变式还可以通过阻滞脊柱下方以及束角式（第 144 页）或莲花式（第 127 页）中的双脚来完成。

这种姿势可以很好地展示腰大肌在髋关节弯曲和脊柱伸展时的作用。

这种姿势经常用作肩倒立式（第 190 页）的直接对比姿势，因为该姿势将颈椎的姿势从极端弯曲反转至极端伸展。但是，从一种静态极端变为另一种可能是抵消肩倒立式压力的最好方式。以后可能会使用更为动态的方式，通过形成蛇式（第 212 页）的简单流瑜伽来逐渐反转颈部的动作。

呼吸

在鱼式中，胸部扩张，但是没有在难度较大的手臂支撑轮式（第 249 页）中的扩张程度大。因此，吸气动作仍然有机会进一步扩展胸腔，可使用手臂作为杠杆利用。

要想实现更为平静的效果——尤其是使用鱼式作为对比时——专注于温柔的腹部呼吸会相当有用。

Matsyasana 变式

提升手臂和双腿

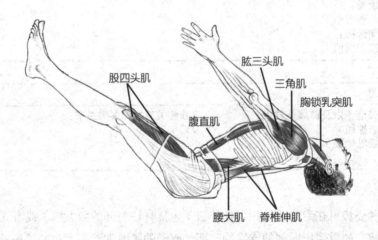

股四头肌　肱三头肌　三角肌　胸锁乳突肌　腹直肌　腰大肌　脊椎伸肌

说明

从地面提升时腿部的动作大幅增加，尤其是腰大肌、髂肌和股直肌。

改变手臂姿势后，喙肱肌不再变长，而是开始弯曲并内收手臂，这与胸肌和前三角肌一样。前锯肌恢复状态以外展肩胛骨，而肱三头肌用来伸展肘部。

Anantasana

毗湿奴式

anan–TAHS–anna

ananta = 无止境、永久（anta = 结束，an = 没有）

阿南塔还是神话中毗湿奴神像依靠沙发一样依靠的蛇的名字。

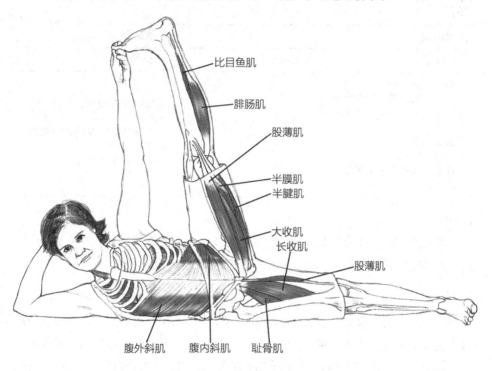

比目鱼肌

腓肠肌

股薄肌

半膜肌
半腱肌

大收肌
长收肌

股薄肌

腹外斜肌　　腹内斜肌　　耻骨肌

分类

不对称侧卧平衡姿势

骨骼关节动作

脊柱	上肢		下肢	
	上臂	下臂	上面的腿	下面的腿
侧屈	肩部外展，肘部伸展	肩胛向上旋转并抬高，肩部弯曲，肘部弯曲	髋关节弯曲，外展并外部旋转，膝关节伸展	中立髋关节伸展，膝关节伸展

肌肉关节动作

脊柱

向心收缩	离心收缩	被动变长
形成侧屈： 脊柱伸肌、腹内斜肌和腹外斜肌、腰方肌（上侧）	**稳定脊柱的曲线：** 脊柱伸肌、腹内斜肌和腹外斜肌（底侧）	腰方肌（底侧）

下肢

上面的腿		下面的腿
向心收缩	被动变长	向心收缩
外部旋转并外展： 臀中肌和臀小肌（后部纤维）、梨状肌、闭孔内肌、上孖肌和下孖肌 **弯曲髋关节：** 腰大肌、髂肌 **弯曲髋关节并伸展膝关节：** 股四头肌	腘绳肌、大收肌、腓肠肌、比目鱼肌	**防止髋关节弯曲：** 腘绳肌 **将下面的腿压在地板上实现稳定：** 臀中肌和臀小肌

说明

提升腿部时，骨盆和下肢常常会向后转动。其中的挑战是通过髋关节的外展肌和外旋肌找到平衡动作，而不是通过旋转脊柱找到平衡动作。

呼吸

毗湿奴式是少数真正的侧卧姿势中的其中一种。在侧卧姿势中，离地板最近的隔膜圆顶向头骨移动（朝着头的方向），而其他的圆顶向尾部移动（朝着尾部的方向）。这主要是因为重力对腹部器官的作用效果，重力将这些器官拉向地板，从而附带着隔膜。此外，离地板最近的肺（依赖型肺）就变得更需要支持，而且其组织也变得更顺从，这就意味着其受到的机械张力更小，而且更容易对隔膜的动作做出反应。

在呼吸机制中有意识地创造这种不对称性有助于打破根深蒂固的呼吸习惯。例如，这种姿势对于尝试改变习惯于只在身体的一侧睡觉的人们有好处。

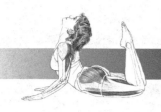

俯卧的意思是以面朝下的姿势躺着。每个人在出生时都能保持这个姿势，但是成年人往往会觉得这个姿势不太舒服。有时候，由于颈部和上背部的动作受到限制，使得很难将头转向侧面，这样就会造成不舒服的感觉。这种姿势也会有使人呼吸困难的感觉，因为腹部的动作受到了身体重量的约束，而且身体的背部需要进行大量移动才能自在地呼吸。

对于有些人来说，这种姿势与跪姿相比具有更多投降的含义。

而对另外一些人来说，这种姿势感觉比仰卧更加安全，因为易受伤害的前面身体和器官都得到了更好的保护。

在俯卧姿势中，最简单的动作就是伸展脊柱和四肢，这个动作使用的是身体的后部肌肉组织。因此，许多背部加强锻炼就是由这个姿势开始。虽然这个姿势中的中心接近地板，但是从这里发展起来的姿势大部分都是 brhmana（参见第 20页），因为需要一些力量将身体提升以远离地板。

Bhujangasana

蛇式

boo–jang–GAHS–anna

bhujanga = 蛇（bhuja = 手臂、肩膀；anga = 四肢）

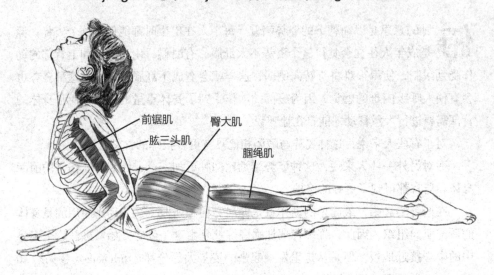

前锯肌

肱三头肌

臀大肌

腘绳肌

分类

对称俯卧后弯姿势

骨骼关节动作

脊柱	上肢	下肢
中间位伸展或轻度轴向伸展	中间位伸展，前臂旋前	SI 关节逆向晃动，髋关节伸展并内收，膝关节伸展，踝关节跖屈

肌肉关节动作

脊柱

向心收缩	离心收缩
伸展脊柱： 脊柱伸肌 **伸展胸椎并协同下方重叠的一些脊柱进行增强：** 上后锯肌	**防止腰椎过度移动：** 腰小肌、腹肌

上肢

向心收缩	
稳定胸腔上的肩胛骨并 **将手臂的推力转化至锁骨：** 前锯肌 **稳定肩关节：** 回旋肌	**伸展肘部：** 肱三头肌 **将前臂旋前：** 旋前方肌和旋前圆肌

下肢

向心收缩	
伸展、内收并内部旋转髋关节： 腘绳肌、大收肌 **伸展膝关节：** 股肌群	**跖屈踝关节：** 比目鱼肌

说明

在这个姿势中，需要找到体内更深层次的背部肌肉来完成脊柱伸展的动作，这一点非常重要。使用背阔肌和其他更浅的肌肉可通过抑制肋骨的动作影响到肩胛骨和胸腔并干扰呼吸。

在这个姿势中，前锯肌可在手臂的推力下积极使肩胛骨保持中立位置。当手臂推动时，肩膀并不会抬高，但脊柱可以提升。

背阔肌并不像脊柱的伸肌那般有用，因为背阔肌会造成上背部弯曲以及手臂内部旋转。

许多人认为在蛇式中双腿应处于被动状态，但是双腿中的许多动作需要用来保持关节对齐。腘绳肌（尤其是半腱肌和半膜肌）将髋关节伸展并保持内收和内部旋转。大收肌的伸肌部分和臀大肌的深层纤维与中间纤维还会使髋关节伸展，且不会造成双腿外部旋转。股外侧肌、股内侧肌和股中间肌会使膝关节伸展。内侧腘绳肌的薄弱还会造成臀大肌在髋关节伸展中进行大量超过本来应有的动作，在这种情况下，双腿就会外部旋转或外展，或者同时兼有这两种情况。

前臂旋前肌的薄弱或者旋后肌的短小（或者骨间肌隔膜）会使肘部向两边张开，并同时影响到肘部和肩关节。两个前臂应彼此保持平行以便通过手臂与脊柱保持动作一致。

呼吸

虽然标准说明是在形成后弯姿势时吸气，但是进入这一基本的后弯时进行呼气也非常有帮助。对于固定于腹部呼吸模式的许多人来说，他们的吸气实际上限制了胸椎伸展和胸腔的扩张（这是因为腹部呼吸通过限制肋骨活动的同时进行隔膜收缩来完成）。

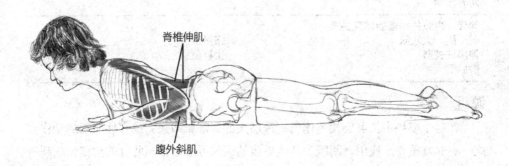

脊椎伸肌

腹外斜肌

Bhujangasana 变式

膝盖弯曲

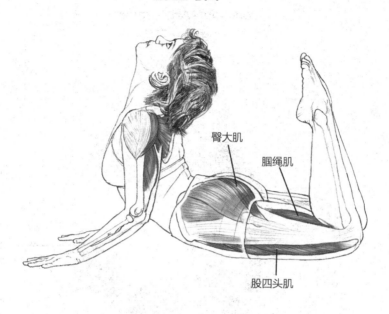

臀大肌

腘绳肌

股四头肌

说明

在这个姿势中，腘绳肌用于髋关节伸展和膝关节弯曲的动作。这种姿势中的双腿会使腘绳肌的可用长度非常短，这就大大增加了肌肉痉挛的机会。

这种姿势还可能使臀大肌的外部纤维通过刺激来帮助髋关节伸展，这样做还会使双腿外部旋转并外展。通常，如果一个人在双腿伸展的时候可以保持双腿内收并平行，那么双膝弯曲的时候再做同样的动作更有难度。在这个姿势中，所有的股四头肌都伸长了，所以股直肌中的活动范围也可以限制膝关节弯曲时的活动范围。

Dhanurasana

弓式

don–your–AHS–anna

dhanu = 弓

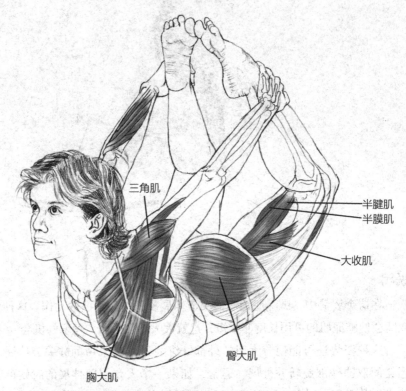

三角肌

半腱肌
半膜肌

大收肌

臀大肌

胸大肌

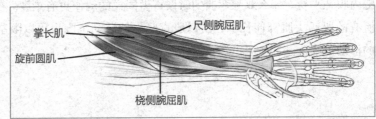

掌长肌

尺侧腕屈肌

旋前圆肌

桡侧腕屈肌

分类

对称俯卧后弯姿势

骨骼关节动作

脊柱	上肢	下肢
伸展	肩胛内收；肩膀内部旋转、伸展并内收；肘部伸展；前臂旋前；手指和手弯曲	SI 关节逆向晃动，髋关节伸展并内收，膝关节弯曲，踝关节跖屈

肌肉关节动作

脊柱

向心收缩	离心收缩
伸展脊柱: 脊柱伸肌	**防止腰椎过度移动:** 腰小肌、腹肌

上肢

向心收缩		离心收缩
内收肩胛骨: 菱形肌 **稳定肩关节:** 回旋肌	**伸展肩膀:** 后三角肌、大圆肌、 肱三头肌 **将前臂旋前:** 旋前方肌和旋前圆肌	**防止手臂在肩胛上拉动:** 胸大肌和胸小肌,喙肱肌, 前三角肌

下肢

向心收缩	
伸展、内收并内部旋转髋关节以及 **弯曲膝关节:** 腘绳肌、大收肌、臀大肌	**跖屈踝关节:** 比目鱼肌

说明

在这个姿势中,肩关节的前部容易受到伤害。如果肩胛骨在内收和一些抬高的方向上无法活动,那么就可能会对前肩关节施加太多的压力,从而造成肩胛下肌过度移动或者关节囊损伤。由于这是一个约束姿势,所以这些脆弱关节处的压力就会更大。

这种姿势还可以通过强调不同的动作以各种各样的方式进行探索:深化脊柱的动作,增大髋关节的伸展程度,或者是使用膝关节来加深脊柱和髋关节的伸展程度。髋关节和膝关节中动作的平衡会根据腘绳肌和股四头肌是否受到更多的刺激而受到不同程度的影响。因为这是一个约束姿势,双手紧抓住脚踝部,所以还可能会给膝关节增加更多的压力。因此,将双腿对齐于髋关节处并刺激双脚对于保持膝关节的完整性非常重要。

呼吸

在这种姿势中,常见的做法是在每次吸气时通过将腹部推向地板来回摇动。练习时将吸气直接导入已经伸展的胸部区域而不进行摇动也很有意思。

Salabhasana

蝗虫式

sha–la–BAHS–anna

salabha = 蝗虫、蚱蜢

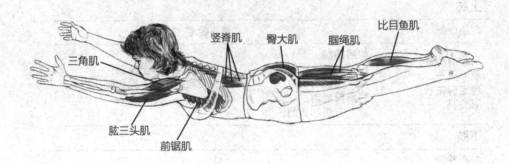

分类

对称俯卧后弯姿势

骨骼关节动作

脊柱	上肢	下肢
伸展	肩胛向上旋转，抬高并外展；肩膀弯曲；肘部伸展	SI 关节逆向晃动，髋关节伸展并内收，膝关节伸展，踝关节跖屈

肌肉关节动作

脊柱

向心收缩

伸展脊柱:
脊柱伸肌

上肢

向心收缩

向上旋转并抬高肩胛骨: 前锯肌	**伸展肘部:** 肱三头肌
稳定肩关节: 回旋肌	**将前臂旋前:** 旋前方肌和旋前圆肌
弯曲肩部: 前三角肌,肱二头肌(长头)	

下肢

向心收缩

伸展、内收并内部旋转髋关节: 腘绳肌、大收肌、臀大肌	**伸展膝关节:** 股肌群 **跖屈踝关节:** 比目鱼肌

说明

在与重力的这种关系中,脊柱处于伸展状态时,要想提升手臂难度不小。如果背阔肌用于伸展脊柱(而不是更深层次的内附脊柱肌肉),那么就会约束手臂上的动作。

采用这种姿势时双腿使用内收肌、内侧回旋肌和髋关节伸肌之间的复杂相互作用。这是因为这一姿势中提升并支持身体的许多肌肉动作形成了许多必须由对立肌或协同肌进行中立化的动作。例如,由于臀大肌是非常强大的髋关节伸肌,还会从外部旋转双腿,所以最后使用腘绳肌进行髋关节伸展。人们可能会使用不同的优先顺序或者挑战,具体情况取决于其起始位置和其自身优劣势的先存模式,以及灵活性和紧密性。

呼吸

摇动?还是不摇?在这一变式中,身体的所有重量都用来承受腹部。保持这一姿势进行多次呼吸期间,如果主要的呼吸模式是腹部呼吸的话,身体就会根据隔膜的动作来回摇晃。有一个很有趣的挑战就是避免摇晃,这就需要释放胸部的结构与隔膜,从而允许从地板推向腹部,而不是允许从腹部推向地板。

Viparita Salabhasana

全蝗虫式

vip–par–ee–tah sha–la–BAHS–anna

viparita = 反转、颠倒；salabha = 蚱蜢、蝗虫

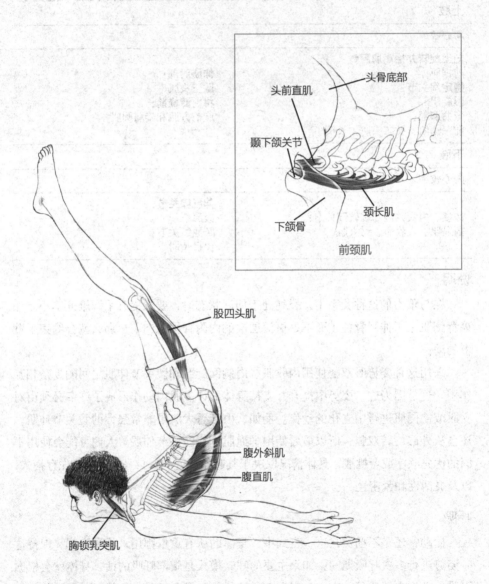

头骨底部

头前直肌

颞下颌关节

颈长肌

下颌骨

前颈肌

股四头肌

腹外斜肌

腹直肌

胸锁乳突肌

分类

对称俯卧后弯姿势

骨骼关节动作

脊柱	上肢	下肢
伸展	肩胛向下旋转，抬高并外展；肩膀内部旋转，弯曲并内收；肘部伸展	SI 关节逆向晃动，髋关节伸展并内收，膝关节伸展，踝关节跖屈

肌肉关节动作

脊柱

离心收缩

防止骨盆和腿落到地板上： 腹肌、腰小肌	**防止颈椎过度移动：** 前颈肌

上肢

向心收缩

稳定肩关节： 回旋肌 **外展肩胛骨：** 前锯肌	**弯曲肩膀并提升体重：** 胸大肌、前三角肌、 肱二头肌、喙肱肌

下肢

离心收缩

防止腿落在头部后面： 腰大肌、股肌群

说明

　　形成这种姿势采取的动作几乎与保持这种姿势所采取的动作完全相反。将身体重量提升至脊柱伸展需要强大集中的手臂和脊柱伸肌动作。一旦超过了垂直程度，重力就会将身体重量拉至伸展，因此躯干屈肌必须努力防止过度伸展。根据伸肌与屈肌肌肉群的力量与灵活性的平衡度不同，有些人可能有能力形成全蝗虫式姿势，但是却无法保持，而其他一些人无法靠自己完成这一姿势，但是如果能靠帮助做到这一姿势的话，就可以保持下来。

呼吸

进入后弯姿势期间进行吸气的标准说明在这里可能会适得其反。这是因为猛烈收缩隔膜会将胸腔底部和腰椎拉向中心腱。这就会对延长身体的深前线造成相当大的阻力。对于许多人来说，呼气的同时将身体提升到位的效果会更好。

保持这一姿势需要将腹壁拉长并结合，这就可能会限制腹部呼吸的动作。而协同将手臂推向地板的动作往往会限制胸部的移动。此外，使颈部处于承重伸展状态会增加呼吸道的阻力——更不用说反转姿势中发生的所有动作。总而言之，在这个姿势中吸气非常有难度。努力的效率才是关键所在。

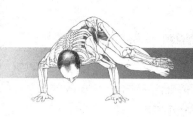

尽管有很明显的相似之处，但是人体的上下肢已经逐渐进化成可以执行不同的功能的器官。脚、膝盖、臀部和骨盆的结构表明其具有支撑和运动的功能。

手、肘部和肩带的高度可移动结构已经逐渐进化成可以伸出并抓住物体，而且不适合进行承重。事实上，对比手和脚的比例结构时，就会发现二者的承重和关节结构之间存在反比关系。

在脚中，厚重的跗骨构成了其结构的半个长度。再加上跖骨的承重功能，可以说脚五分之四的结构专门用来承重。脚的趾骨结构（脚趾头）只占据了其总长度五分之一。

这些比例在手中完全相反，手结构中一半的长度是由高度可移动的指骨（手指头）构成的。手的掌骨也非常灵活（与跖骨相比），而相对不活动的腕骨（手腕骨头）只包括五分之一手的总长度。这就意味着即使用臂架有效地支撑着掌骨，仍然只有一半长度的手结构用于承重。

在承重姿势中使用上肢时，需要考虑的事实情况是其处于结构性劣势，而且在准备和执行时都需要额外注意。

另一方面，如果人们在其手部、手臂、肩部和上背部增加压力，同时又坐在桌子上使用电脑的话，花些时间来了解如何通过手和上肢来安排支持会是很好的恢复方式。

Adho Mukha Svanasana

下犬式

AH–doh MOO–kah shvah–NAHS–anna

adho = 向下；mukha = 脸；shvana = 狗

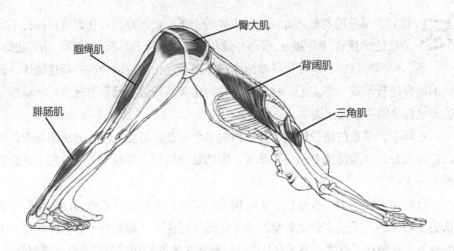

腘绳肌　臀大肌　背阔肌　三角肌　腓肠肌

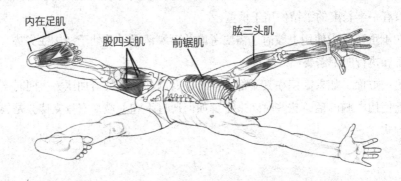

内在足肌　股四头肌　前锯肌　肱三头肌

分类

对称反向臂架姿势

骨骼关节动作

脊柱	上肢	下肢
中间位脊柱	肩胛向上旋转并抬高，肩部弯曲，肘部伸展，前臂旋前，腕部 背屈	SI 关节晃动，髋关节弯曲，膝关节伸展，踝关节背屈

肌肉关节动作

脊柱

调整向心和离心收缩以保持脊柱中立对齐：
脊柱伸肌和屈肌

上肢

向心收缩

向上旋转并外展胸腔上的肩胛骨：
前锯肌
稳定肩关节：
回旋肌
弯曲肩部：
三角肌，肱二头肌（长头）

伸展肘部：
肱三头肌
将前臂旋前：
旋前方肌和旋前圆肌
保持手的完整性：
腕部和手的内附肌

下肢

向心收缩 | *离心收缩*

内部旋转、内收并将股骨移回至臀窝：
大收肌
伸展膝关节：
膝关节肌、股肌群
保持脚的弓形且不约束踝关节的背屈：
脚的内附肌

防止髋关节过度连接：
腘绳肌

说明

形成这种姿势的方法有很多种。从根本上来说，这是观察手臂和腿对于脊柱的效果的最佳机会。

假设脊柱处于中间位伸展或轴向伸展时，那么肩关节和髋关节都会出现弯曲，而且肘部和膝关节会出现伸展。

背阔肌常常会尝试帮助手臂的动作，但是这些肌肉会压低肩部并使其内部旋转（预期动作的相反面），这就会对肩峰造成影响。

旋前肌在前臂中处于活动状态，但是如果桡骨和尺骨之间的旋转受到限制，那么这种限制就会转变成肘部或腕部超关节连接，或者造成肩关节处的手臂内部旋转——瑜伽串联姿势从业人员在拜日式中采用重复的下犬式时所有常见的受伤位置。

与脚部和腿部一样，手的内在活动对于整个手臂的融合至关重要。从本质上来说，每一只手都必须像一只脚一样保持其弓形。

呼吸

从呼吸的角度来说，这种姿势是一种反向姿势。由于倒立式会很自然地将隔膜向头骨移动，所以腹肌的呼气动作就需要非常深。如果开始吸气时保持下腹动作不变（会阴收束法），那么就会促使胸部结构活动起来，这在臂架姿势中非常有难度。

Urdhva Mukha Svanasana

上犬式

OORD–vah MOO–kah shvah–NAHS–anna

urdhva = 上升或趋向于向上，提高，抬起；mukha = 脸；shvana = 狗

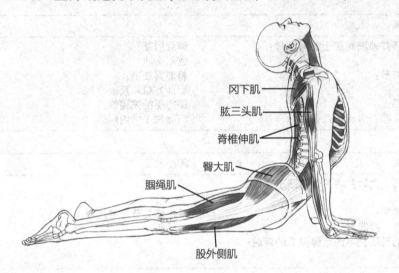

冈下肌

肱三头肌

脊椎伸肌

臀大肌

腘绳肌

股外侧肌

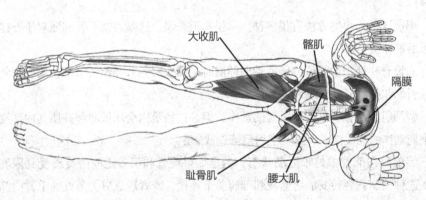

大收肌

髂肌

隔膜

耻骨肌

腰大肌

分类

对称后弯臂架姿势

骨骼关节动作

脊柱	上肢	下肢
伸展	肩部伸展并内收，肘部伸展，前臂旋前	SI 关节逆向晃动，髋关节伸展并内收，膝关节伸展，踝关节跖屈

肌肉关节动作

脊柱

向心收缩	*离心收缩*
伸展脊柱，尤其是胸椎曲线： 脊柱伸肌	**防止腰椎过度移动：** 腰小肌、腹肌 **防止在伸展头部时颈椎过度伸展：** 前颈肌

上肢

向心收缩	
稳定胸腔上的肩胛骨并将手臂的推力转至锁骨： 前锯肌 **稳定肩关节：** 回旋肌	**伸展肩部：** 后三角肌 **伸展肩部和肘部：** 肱三头肌 **将前臂旋前：** 旋前方肌和旋前圆肌

下肢

下肢	
伸展、内收并内部旋转髋关节： 腘绳肌、大收肌 **伸展膝关节：** 膝关节肌、股肌群	**跖屈踝关节：** 比目鱼肌

说明

如果目标是将伸展分布于整个脊柱，那么胸部就会需要进行更多的动作，而腰部和颈部的动作则较少。这就会变成胸椎中伸肌的向心任务以及颈椎和腰椎中屈肌的离心任务。

背阔肌在这个姿势中的作用不大，因为背阔肌会将肩胛骨固定在胸腔上并抑制胸椎的伸展。还会形成肱骨的内部旋转以及肩胛骨的向下旋转，而这些动作与这一姿势中的动作恰好相反。

根据限制的位置不同，可将肱骨拉为内部旋转，也可拉为外部旋转。

前臂的旋前肌和每只手的内附肌会将压力分布在整只手上，以保护每只手的后部并减少每个手腕的压力。

呼吸

这种姿势作为下犬式（第 224 页）的对立姿势，常常在呼气期间完成，而且与吸气的扩张动作有关。保持这一姿势进行多次呼吸可以使吸气动作深化胸椎的伸展，而呼气动作有助于稳定腰椎和颈椎曲线。

Adho Mukha Vrksasana

手倒立式

AH–doh MOO–kah vrik–SHAHS–anna

adho = 向下；mukha – 脸；vrksa – 树

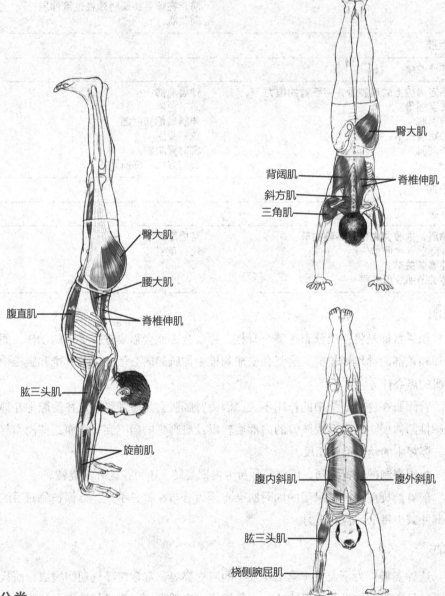

臀大肌

背阔肌

脊椎伸肌

斜方肌

三角肌

臀大肌

腰大肌

腹直肌

脊椎伸肌

肱三头肌

旋前肌

腹内斜肌

腹外斜肌

肱三头肌

桡侧腕屈肌

分类

对称反向平衡臂架姿势

骨骼关节动作

脊柱	上肢	下肢
颈椎伸展，胸椎和腰椎略微伸展	肩胛向上旋转并外展，肩部弯曲，肘部伸展，前臂旋前，腕部背屈	髋关节中立伸展并内收，膝关节伸展，踝关节背屈

肌肉关节动作

脊柱

调整向心和离心收缩以保持脊柱中立对齐：
脊柱伸肌和屈肌

上肢

向心收缩

向上旋转并外展胸腔上的肩胛骨： 前锯肌	**伸展肘部：** 肱三头肌
稳定肩关节： 回旋肌	**将前臂旋前：** 旋前方肌和旋前圆肌
弯曲肩部： 三角肌，肱二头肌（长头）	**保持手的完整性：** 腕部和手的内附肌

下肢

向心收缩	*离心收缩*
伸展、内收并内部旋转腿以保持中间位： 腘绳肌、大收肌、臀大肌	**防止腿回落：** 腰大肌、髂肌

说明

如果背阔肌是拉紧状态，那么肩胛骨的弯曲和向上旋转就会受到抑制，而腰椎反而会过度伸展。

身体的重量均衡压在背阔肌上时很难保持手的完整性，但是在这个姿势中非常重要，因为压在手的腕部或后部对于其中通过的腕管和神经非常危险。

对于过度移动的学员来说，找到深层内附肌的力量所在尤其重要，这样的话姿势就不会变得僵硬，而是既稳定又可灵活移动——也就是说，可以自由呼吸。

呼吸

这可能是其中一种最难的姿势，其中需要在挑战平衡、反转和进行强有力的上肢动作的情况下进行有效的呼吸。许多人会凭直觉屏住呼吸，部分是处于害怕，但也是由于需要稳定脊柱的动作。当然，要想保持这种平衡持续几秒钟的时间，就必须将呼吸融入到姿势中——并不一定要是深深的完整呼吸，但一定要是有效率的呼吸，不会破坏核心肌肉组织的平衡或稳定动作。

Chaturanga Dandasana
四柱式
chaht–tour–ANG–ah dan–DAHS–anna
chatur = 四；anga = 肢体；danda = 棒、棍

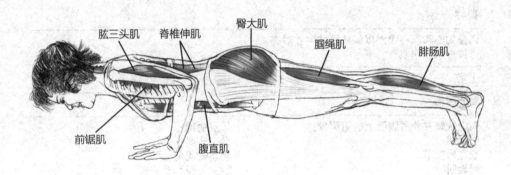

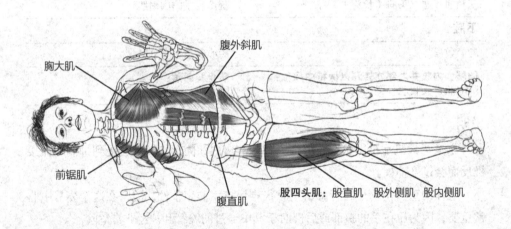

分类

对称臂架姿势

骨骼关节动作

脊柱	上肢	下肢
中间位脊柱	肩胛外展，肘部弯曲，前臂旋前，腕关节背屈	髋关节中立伸展并外展，膝关节伸展，踝关节背屈

肌肉关节动作

脊柱

调整向心和离心收缩以保持脊柱中立对齐：
脊柱伸肌和屈肌

上肢

向心收缩	*离心收缩*
防止肩胛骨两边伸出： 前锯肌 **稳定并保护肩关节：** 回旋肌、三角肌 **将前臂旋前：** 旋前方肌和旋前圆肌 **保持手的完整性：** 腕关节和手的内附肌	 **防止重力拉动造成肩部伸展：** 胸大肌和胸小肌、喙肱肌 **伸展肘部：** 肱三头肌

下肢

向心收缩	
 保持中间位髋关节伸展和内收： 腘绳肌、大收肌、臀大肌 **内收髋关节：** 股薄肌	**伸展膝关节：** 膝关节肌、股肌群 **形成背屈：** 胫骨前肌 **支持脚趾头上腿的重量：** 内附足肌和外附足肌

说明

这个姿势中的缺点会在腰椎过度伸展并结合髋关节弯曲时在下肢中显现出来。要想克服这一点，腘绳肌的髋关节伸展动作就非常重要。

在上肢中，肱三头肌和前锯肌的缺点显示为肩胛骨的向下旋转以及胸大肌和胸小肌的过度使用。

通过恢复背阔肌来压紧肩胛骨会在背部感觉到一股强大的力量，但是这样做会造成腰椎过度伸展以及肩胛骨向下旋转。

呼吸

保持与重力有关的这种姿势实际上会调动所有的呼吸肌，以及手臂和肩带。这种肌肉用力程度会对隔膜的动作产生强有力的稳定效果，但是活动时会面临相当大的阻力。进行这一姿势包括尽量使肌肉力量有效，这就会产生能力来保持对齐并平稳呼吸，以此来应对逐渐变长的时间周期。

Bakasana

乌鸦式、鹤禅式

bak–AHS–anna

baka ＝ 乌鸦、鹤、苍鹭

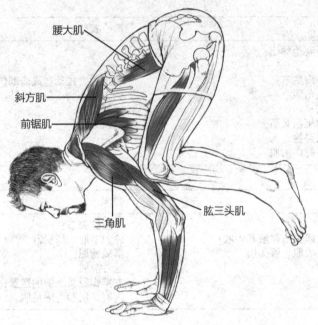

腰大肌

斜方肌

前锯肌

三角肌

肱三头肌

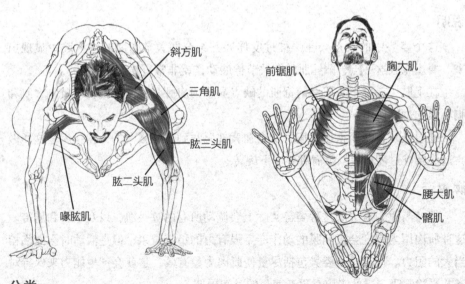

斜方肌

三角肌

肱三头肌

肱二头肌

喙肱肌

前锯肌

胸大肌

腰大肌

髂肌

分类

对称平衡臂架姿势

骨骼关节动作

脊柱	上肢	下肢
颈椎伸展，胸椎和腰椎弯曲	肩胛外展，肩膀弯曲并内收，肘部弯曲并趋向于伸展，前臂旋前，腕关节背屈	SI 关节晃动，髋关节弯曲并内收，膝关节弯曲

肌肉关节动作

脊柱

向心收缩

伸展颈椎：
头后直肌、头上斜肌

腰椎形成深度弯曲：
腰大肌（上部纤维），腰小肌，腹肌，骨盆底

上肢

向心收缩

外展肩胛：
前锯肌、胸大肌和胸小肌、喙肱肌
稳定并保护肩关节：
回旋肌、三角肌
伸展肘部：
肱三头肌

将前臂旋前：
旋前方肌和旋前圆肌
保持手的完整性：
腕关节和手的内附肌

下肢

向心收缩

弯曲髋关节：
腰大肌、髂肌
内收并弯曲髋关节：
耻骨肌、长收肌和短收肌

弯曲膝关节：
下腘绳肌

说明

在鸟类姿势中（乌鸦、鹰、公鸡、孔雀等），常见的因素是胸椎弯曲、肩胛骨外展以及颈椎伸展。这些动作需要脊柱肌肉具备精密度和力量才能实现颈椎伸展且不需要斜方肌，斜方肌会妨碍到肩胛骨和手臂的动作。

尽管膝关节最初是通过变宽来形成这种姿势，但是双腿的最终动作是内收，为的是将双膝紧紧挤在上臂或外肩膀的两边。

呼吸

由于胸部保持弯曲状态，所以胸腔中的呼吸动作在这一姿势中会减少。通过深度腹部和髋屈肌动作也会将下腹稍微稳定一些，但是上腹部相对来说还是可以自由移动。

Parsva Bakasana

侧乌鸦式、侧鹤式

parsh–vah bak–AHS–anna

parsva = 侧；baka = 乌鸦、鹤、苍鹭

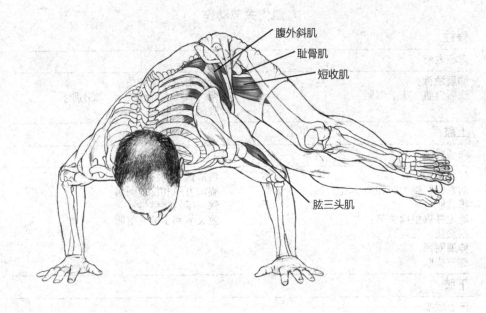

腹外斜肌

耻骨肌

短收肌

肱三头肌

分类

不对称扭转平衡臂架姿势

骨骼关节动作

脊柱	上肢	下肢
颈椎伸展、旋转	肩胛外展，肩膀弯曲并内收，肘部弯曲并趋向于伸展，前臂旋前，腕关节背屈	髋关节弯曲并内收，膝关节弯曲

肌肉关节动作

脊柱

向心收缩

伸展颈椎： 头后直肌、头上斜肌	腹内斜肌、竖脊肌（底侧）； 腹外斜肌、多裂肌、回旋肌（顶侧）

上肢

向心收缩

外展肩胛骨： 前锯肌、胸大肌和胸小肌、喙肱肌	**将前臂旋前：** 旋前方肌和旋前圆肌
稳定并保护肩关节： 回旋肌、三角肌	**保持手的完整性：** 腕关节和手的内附肌
伸展肘部： 肱三头肌	

下肢

向心收缩

弯曲髋关节： 腰大肌、髂肌	**内收并弯曲髋关节：** 耻骨肌、长收肌和短收肌

说明

在这个旋转的姿势中，脊柱伸展的程度比在鹤禅式（第 232 页）中伸展的程度要大一些。如果膝关节在这个姿势中分开，那么髋关节就会进行更多的旋转动作，而脊柱中不会。

呼吸

这个姿势中的呼吸与鹤禅式中的呼吸类似，但是由于脊柱旋转会受到更多的限制。

Astavakrasana

八字扭转式

AHSH–tak–vah–KRAHS–anna

ashta = 八；vakra = 扭曲、弯、弯曲

阿斯塔瓦卡（Astavakra）是一位非常博学的圣人，他的母亲在怀孕期间还参加了韦达（Vedic）诵唱课。在其还未出生的期间，他就在父亲做韦达祈祷时因其发音错误而出现八次面部肌肉抽搐，因而生来就在身体上带有八个弯曲的地方。

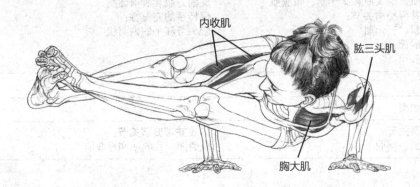

内收肌　　　肱三头肌

胸大肌

分类

不对称扭转臂架姿势

骨骼关节动作

脊柱	上肢	下肢
颈椎伸展、旋转	肩胛外展，肩膀弯曲并内收，肘部弯曲并趋向于伸展，前臂旋前，腕关节背屈	髋关节弯曲并内收，膝关节伸展，踝关节背屈，脚外翻

肌肉关节动作

脊柱

向心收缩

伸展颈椎： 头后直肌、头上斜肌	**旋转脊柱：** 腹内斜肌、竖脊肌（底侧）； 腹外斜肌、多裂肌、回旋肌（顶侧）

上肢

向心收缩

外展肩胛骨： 前锯肌、胸大肌和胸小肌、喙肱肌 **稳定并保护肩关节：** 回旋肌、三角肌	**伸展肘部：** 肱三头肌 **将前臂旋前：** 旋前方肌和旋前圆肌 **保持手的完整性：** 腕关节和手的内附肌

下肢

向心收缩

弯曲髋关节： 腰大肌、髂肌 **内收并弯曲髋关节：** 耻骨肌、长收肌和短收肌 **伸展膝关节：** 膝关节肌、股肌群	**背屈踝关节：** 胫骨前肌 **将脚外翻：** 腓骨肌

说明

这个姿势中脊柱的动作与侧鹤式（第 234 页）中脊柱的动作相同，但是在八字扭转式中脊柱伸展的程度往往更大一些（接近中立），这就使得整个脊柱上分布的旋转程度更加均匀。

在八字扭转式中，双脚捆绑在一起会使双腿保持对称。双腿和髋关节中的这种对称性意味着脊柱中的旋转程度会多一些，而髋关节的旋转程度会少一些。将双腿缠绕在手臂上，就不像在侧鹤式中那样需要进行太多的扭转，因为下方的腿需要移到手臂顶端，而是要一直停留在手臂下方。

与在半鱼王式（第 150 页）中一样，如果脊柱没有旋转，那么就可能会由于过度移动胸腔上的肩胛骨而发生有风险的补充性扭转。

此外，双腿缠绕在手臂上会形成相当稳定的旋转点。这个姿势的挑战（如果可以完成侧鹤式）就是平衡与灵活性的问题，而不是力量。这个姿势中伸展的腿可能会使得手臂支撑的平衡力极具挑战性。

呼吸

与侧鹤式相比，其中的身体重量提升并由上臂支撑，而八字扭转式需要将下肢的重量悬挂在上臂的支撑上。有趣的是，可以验证一下哪种姿势更容易呼吸。哪种姿势需要使用较多或较少的能量，以及哪种姿势可以使隔膜活动起来更加自由？

Mayurasana

孔雀式

ma–your–AHS–anna mayura = 孔雀

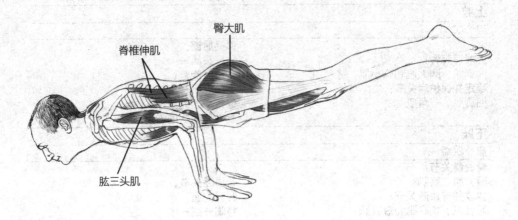

分类

对称臂架姿势

骨骼关节动作

脊柱	上肢	下肢
颈椎伸展，胸椎弯曲，腰椎伸展	肩胛外展，肩膀内收，肘部弯曲，前臂旋后，腕关节背屈	髋关节伸展并内收，膝关节伸展，踝关节跖屈

肌肉关节动作

脊柱

向心收缩

伸展颈椎：
头后直肌、头上斜肌
弯曲下部胸椎：
腰大肌（上部纤维）

伸展腰椎：
脊柱伸肌（下部纤维）

上肢

向心收缩	*离心收缩*
外展肩胛： 前锯肌、胸大肌和胸小肌、喙肱肌 **稳定并保护肩关节：** 回旋肌、三角肌 **稳定肘部：** 肱二头肌、肱肌 **将前臂旋后：** 旋后肌 **保持手的完整性：** 腕关节和手的内附肌	**稳定肘部：** 肱三头肌

下肢

向心收缩

伸展、内收并内部旋转髋关节： 腘绳肌、大收肌、臀大肌	**伸展膝关节：** 膝关节肌、股肌群 **跖屈踝关节：** 比目鱼肌

说明

与其他鸟类姿势（鹰、乌鸦、公鸡等）一样，孔雀式包括弯曲胸椎、外展肩胛骨以及伸展颈椎。与众不同的是需要通过旋后的前臂使手臂平衡。这就改变了肘部的动作，并且大量使用了肱二头肌。

与莲花式（莲花）相比，孔雀式的变式中的双腿通常更容易完成，因为双腿的杠杆作用通过折叠后就变短了。

呼吸

肘部对腹部的压力会刺激器官。历来的许多好处都归于这一效果。所有腹肌通过活动可以防止肘部压迫内脏。腹部器官会受到呼吸膜与盆膜前后以及上下的强烈的挤压。

考虑需要伸展多少肌肉力量才能保持这一姿势，以及其允许的最小呼吸量是多少，难怪这种姿势中很少有人保持几次呼吸。有限容量中的肺只是无法为这种程度的肌肉力量提供足够的氧气。

Pincha Mayurasana

孔雀起舞式

pin–cha ma–your–AHS–anna
pincha = 尾巴上的羽毛；mayura = 孔雀

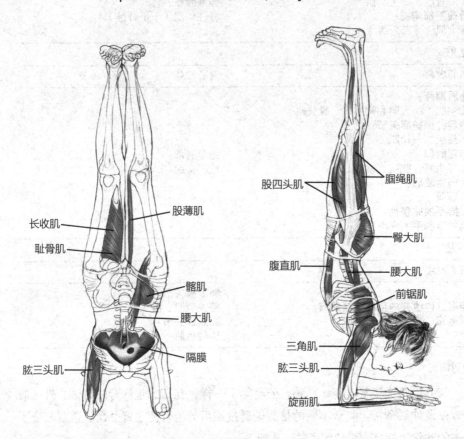

长收肌

耻骨肌

股薄肌

髂肌

腰大肌

隔膜

肱三头肌

股四头肌

腘绳肌

臀大肌

腹直肌

腰大肌

前锯肌

三角肌

肱三头肌

旋前肌

分类

对称反向平衡臂架姿势

骨骼关节动作

脊柱	上肢	下肢
伸展	肩胛向上旋转，抬高并外展；肩膀弯曲并内收，肘部弯曲，前臂旋前	髋关节内收并中立伸展，膝关节伸展，踝关节背屈

肌肉关节动作

脊柱

向心收缩	离心收缩
提升头部远离地板： 头后直肌、头上斜肌 **保持脊柱伸展并防止落为弯曲状态：** 脊柱伸肌	**防止落为伸展状态：** 腰大肌（上部纤维），腰小肌，腹肌

上肢

向心收缩	离心收缩
向上旋转、外展并抬高肩胛骨： 前锯肌 **稳定并保护肩关节：** 回旋肌、三角肌 **防止肩部伸展：** 前三角肌 **弯曲并内收肩部：** 肱二头肌、前三角肌 **将前臂旋前：** 旋前方肌和旋前圆肌 **保持手的完整性：** 腕关节和手的内附	**防止肘部弯曲并落在脸上：** 肱三头肌

下肢

向心收缩	离心收缩
保持中间位髋关节伸展和内收： 腘绳肌、大收肌、臀大肌 **内收髋关节：** 股薄肌 **伸展膝关节：** 膝关节肌、股肌群 **形成背屈：** 胫骨前肌	**防止腿向后落下：** 腰大肌

说明

通过文档肩关节本身（通过接触回旋肌），肩胛骨可以在胸腔上自由移动，而且胸椎也可以更加自由地伸展，胸腔中的呼吸也不受限制。胸椎的移动性非常重要；这与上犬式（第 226 页）非常相似，胸椎中的伸展程度越大，需要的下背和颈椎的动作就越少。

如果前臂的僵硬（也可能在旋后肌或者桡骨与尺骨之间的骨间肌膜中）限制了完整的旋前，那么肘部就会旋转打开或者双手合在一起。这种常见的前臂问题可理解为肩部或腕关节薄弱处的紧密度。

背阔肌中的短小也会通过旋转肱骨将肘部拉宽。这样可能会使肩部有点紧绷的感觉，但实际上可以通过拉长背阔肌的侧弯和其他动作解决。这些肌肉中的短小也会造成腰椎大量伸展并妨碍呼吸。

呼吸

这个姿势中的支撑基础由前臂、胸腔和胸椎形成，而且这些结构需要相当稳定才能保持平衡。由于这个原因，过多的胸部呼吸可能会妨碍支持前臂倒立。另一方面，双腿和骨盆的重量以及腰椎的曲线需要通过腹肌进行稳定，这反而会产生太多的腹部动作。由于这些因素，就需要有一种在整个身体均衡平稳移动的呼吸模式。

Salamba Sirsasana

支撑头倒立式

sah–LOM–bah shear–SHAHS–anna

sa = 支持；alamba = 依靠或依赖，支持；sirsa = 头

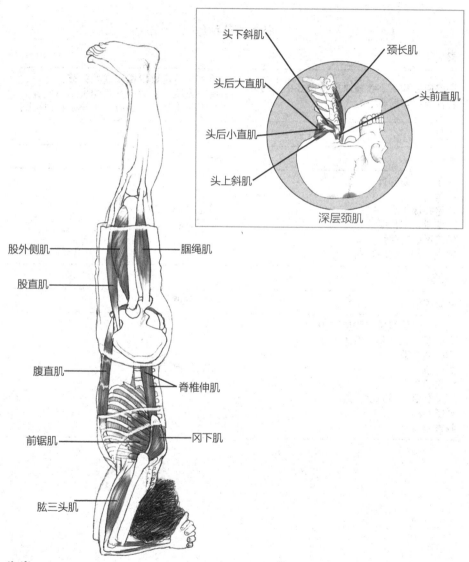

头下斜肌

颈长肌

头后大直肌

头前直肌

头后小直肌

头上斜肌

深层颈肌

股外侧肌

腘绳肌

股直肌

腹直肌

脊椎伸肌

前锯肌

冈下肌

肱三头肌

分类

对称反向平衡臂架姿势

骨骼关节动作

脊柱	上肢	下肢
中间位脊柱	肩胛向上旋转；肩膀弯曲并内收；肘部弯曲；前臂中立，手和手指弯曲	髋关节内收并中立伸展，膝关节伸展，踝关节背屈

肌肉关节动作

脊柱

调整向心和离心收缩以保持脊柱中立对齐：脊柱伸肌和屈肌	平衡并稳定寰枢椎和寰枕关节：头前直肌，头后大直肌和头后小直肌，头上斜肌和头下斜肌，头长肌和颈长肌

上肢

向心收缩	*离心收缩*
向上旋转肩胛骨： 前锯肌 **稳定并保护肩关节：** 回旋肌、三角肌 **保持手的完整性：** 腕关节和手的内附肌	**防止肘部弯曲：** 肱三头肌

下肢

向心收缩	*离心收缩*
保持中间位髋关节伸展和内收： 腘绳肌、大收肌、臀大肌 **内收髋关节：** 股薄肌 **伸展膝关节：** 膝关节肌、股肌群 **形成背屈：** 胫骨前肌	**防止腿向后落下：** 腰大肌

说明

对于一些理想情况，头骨上理想的重量位置位于前囟——冠状缝与矢状缝之间的结合处，其中的额骨与两块顶固连接。这就会导致最后的姿势稍微偏向于拱形。将重量置于靠近头顶位置会使脊柱更大程度地保持中间位，而且身体前后的动作更加平衡。

许多人的脊柱都不对称，所以需要略微旋转一下，在这个姿势中就更加明显了。注意下方支撑头倒立式笔者插图中的旋转变化和其他不对称性。

在这个姿势中找到完整的髋关节伸展可以说是非常有难度。如果腹肌不够结实，那么髋关节就可能通过弯曲来保持背部肌肉的姿势，而不是前面的肌肉。

注意在倒立式中常见的观点是升高的血液或氧气流下大脑，但是此处相反，需要注意的是身体的机制非常强健，可以控制输送到任何给定区域的血液量，而与重力的方向无关。

血压中的区域变化可通过倒置或压紧身体位置的主要血管来观察到，但是这与血容量以及氧气输送量的问题明显不同。

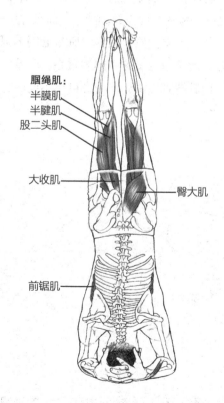

笔者的不对称性在支撑头倒立式中进行了夸大

这就是说，倒置确实为升高的静脉从下肢返回以及改善淋巴引流的有利机会——更不必说倒置隔膜的活动所带来的好处了。

即使是喜欢这一姿势中的前囟版本并挺直双腿形成这一姿势，但目的是最后形成较为拱形的姿势，安全地保持头倒立式所需的力量与协调性需要的一些技能可以通过练习弯腿进入这一姿势时完美地形成。关键测试是是否不用跳跃就可以将重量提高远离双脚并保持俗称为 acunchanasana（弯腿头倒立式）这个困难的姿势持续多次呼吸。

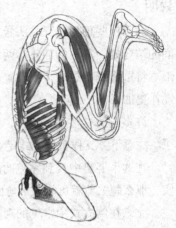

弯腿头倒立式

呼吸

当头倒立式的支撑来源于脊柱的深层内附肌以及腘绳肌、股肌群、腰大肌、腹内斜肌、腹横肌和前锯肌的协调动作时，身体的重量在重力作用下就会更加中立化。然后，保持这一姿势的肌肉力量会减少，而且呼吸逐渐平静且效率提高。在这个阶段，隔膜动作的倒立性质会因为腹肌与盆膈的强烈动作而加强，这就有助于稳定支撑底部的重心。附着在隔膜中心腱上的所有内脏器官在倒立式中都可以不同的方式移动。

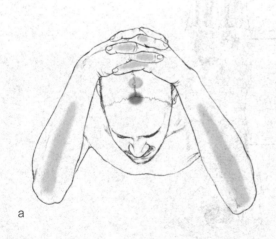

a

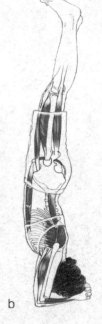

b

支撑前囟的重量——图 a 中的深蓝点—导致图 b 中的姿势略微偏向于拱形。支撑头顶附近的重量——图 a 中的浅蓝点—导致脊柱姿势更偏向于中立

Vrschikasana

蝎子式

vrs–chee–KAHS–anna vrschana = 蝎子

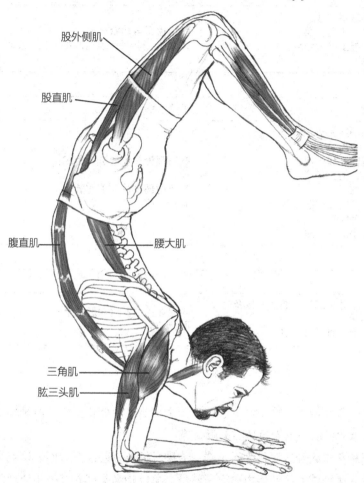

股外侧肌

股直肌

腹直肌

腰大肌

三角肌

肱三头肌

分类

对称反向后弯臂架姿势

骨骼关节动作

脊柱	上肢	下肢
伸展	肩胛向上旋转，抬高并内展；肩膀弯曲并内收，肘部弯曲，前臂旋前	髋关节伸展并内收，膝关节弯曲，踝关节跖屈

<h2 style="text-align:center">肌肉关节动作</h2>

脊柱

向心收缩	离心收缩
抬高头部远离地板： 头后直肌、头上斜肌 **使脊柱伸展至最大限度：** 脊柱伸肌	**防止落至弯曲状态：** 腰大肌（上部纤维），腰小肌，腹肌

上肢

向心收缩	离心收缩
稳定并保护肩关节： 回旋肌、三角肌 **防止肩膀伸展和内收：** 肱二头肌、前三角肌 **将前臂旋前：** 旋前方肌和旋前圆肌 **保持手的完整性：** 腕关节和手的内附肌	**在肩胛骨内收时进行稳定：** 前锯肌 **防止肘部弯曲并落在脸上：** 肱三头肌

下肢

向心收缩	
伸展、内收并内部旋转髋关节以及弯曲膝关节： 腘绳肌、大收肌、臀大肌	**内收髋关节并弯曲膝关节：** 股薄肌

说明

虽然孔雀起舞式（第 240 页）被认为是蝎子式的准备姿势，但是蝎子式因为其重心降低而可能是更为容易的平衡姿势。

要想从孔雀起舞式深化为蝎子式，肩胛骨需要一起滑至背面，这就会将胸腔降至地板并使胸椎的活动能力更大。然后，可以抬高头部并进一步伸展胸椎。这也会改变双肩之间的平衡旋转点，以便更靠近脊柱中的骶骨。抬高头部对于转变平衡点非常重要；否则的话，双腿可能会使该姿势向后失去平衡，从而导致落入背部弯曲。

随着双膝弯曲以及双脚移向头部，腘绳肌的可用长度会变得最短。为此，腘绳肌在尝试完成这一动作时常常会出现痉挛。

与进入这一姿势同样重要的是退出这一姿势并再次找到孔雀起舞式相对中间位的能力。一种好办法是在可控范围内进行练习，从而使得进入和退出姿势时都可以控制。

Urdhva Dhanurasana
上弓式、轮式
OORD–vah don–your–AHS–anna urdhva = 向上；dhanu – 弓

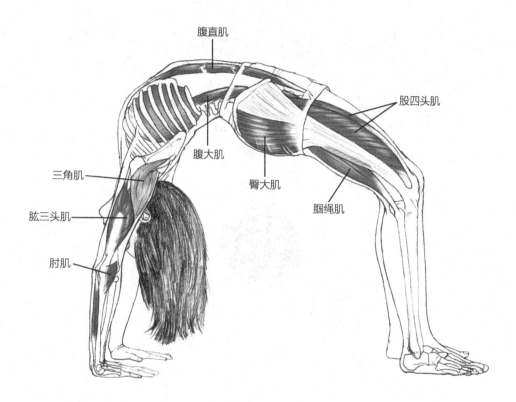

腹直肌

股四头肌

腹大肌

三角肌

臀大肌

肱三头肌

腘绳肌

肘肌

分类

对称后弯臂架姿势

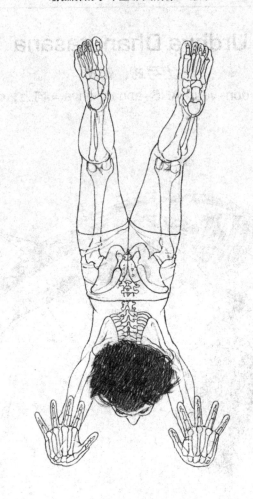

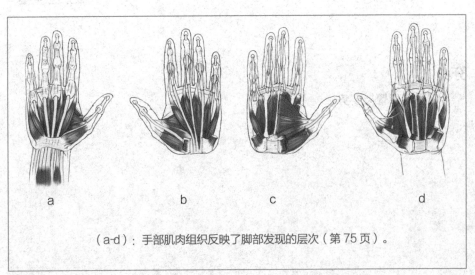

（a-d）：手部肌肉组织反映了脚部发现的层次（第75页）。

骨骼关节动作

脊柱	上肢	下肢
伸展	肩胛骨向上旋转并抬高，肩膀弯曲，肘部伸展，前臂旋前，腕关节背屈，手和手指伸展	髋关节伸展并内收，膝关节弯曲，踝关节跖屈

肌肉关节动作

脊柱

向心收缩 | *离心收缩*

抬高头部远离地板：
头后直肌、头上斜肌
使脊柱伸展至最大限度：
脊柱伸肌

防止腰椎过度伸展：
腰小肌、腹肌

上肢

向心收缩

向上旋转并抬高肩胛骨：
前锯肌
稳定并保护肩关节：
回旋肌、三角肌
弯曲肩部：
肱二头肌、前三角肌

伸展肘部：
肱三头肌
将前臂旋前：
旋前方肌和旋前圆肌
保持手的完整性：
腕关节和手的内附肌

下肢

向心收缩

伸展髋关节：
腘绳肌、臀大肌
伸展、内收并内部旋转髋关节：
大收肌、股薄肌

伸展膝关节：
膝关节肌、股肌群

说明

正确的腿部动作对于进入上弓式非常有帮助。人们使用股四头肌尝试伸展膝关节时，就会形成一种推挤动作将重量推向头部和手臂，从而导致将上肢抬高远离地板的难度更大。开始提升髋关节时重点关注髋关节伸展可以将身体的重量拉至腿部上方，而且需要上肢的动作较少。

至于内收肌群，大收肌最适合于上弓式，因为其可以在内收时产生髋关节伸展和内部旋转——支持姿势对齐的所有动作。在这一姿势中，臀大肌对于髋关节伸展的帮助不大，因为其会形成外部旋转，从而导致压迫骶骨和下背引起疼痛。

手臂需要自由地移到头顶上，再结合移动肩胛骨并稳定肩关节通过回旋肌的旋转就可以创造必要的平衡。如果背阔肌太短或者过于活跃，那么就会限制肩胛骨向上旋转的能力。这就会迫使脊柱或肩关节进行过多的动作。

同理，如果髋关节不能轻松地伸展，就会迫使腰椎进行大量的动作。

呼吸

许多学员由于无法在上弓式中进行完整的深呼吸而感到灰心丧气。这个原因很简单：在这个外形中，身体的最大吸气量已经稳定，而且如果有人尝试深呼吸时几乎没有人能够进一步扩大。安静放松地呼吸就是更好的选择。肌肉动作在这一姿势中的效率越大，保持努力进行所需的氧气量就越少。

Vasisthasana

侧板式、圣人瓦西斯塔式

vah–sish–TAHS–anna

vasistha = 圣人，最优秀，最好，最富有

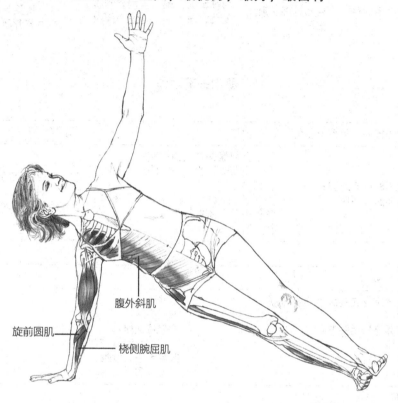

腹外斜肌

旋前圆肌

桡侧腕屈肌

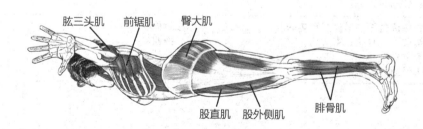

肱三头肌　　前锯肌　　臀大肌

股直肌　　股外侧肌　　腓骨肌

分类

不对称平衡臂架姿势

骨骼关节动作

脊柱	上肢			下肢
		下臂	上臂	
脊柱在中间位	中间位肩胛骨，肩膀外展，肘部伸展	前臂旋前，腕关节背屈	前臂和腕关节中间位	髋关节伸展并内收，膝关节伸展，踝关节背屈

肌肉关节动作

脊柱

交替进行向心和离心收缩	向心收缩	离心收缩
保持脊柱中立对齐： 脊柱伸肌和屈肌	防止上部髋关节向前扭转： 　腹外斜肌（顶侧）；腹内斜肌（底侧） 头部向上转： 　头夹肌（顶侧）；胸锁乳突肌（底侧） 防止髋关节落在地板上： 　腰方肌（底侧）	防止髋关节回落： 腹内斜肌（顶侧）； 腹外斜肌（底侧）

上肢

向心收缩

保持肩胛骨在胸腔上的姿势： 前锯肌 稳定并保护肩关节： 回旋肌 外展肩部： 三角肌	伸展肘部： 肱三头肌 将前臂旋前： 旋前方肌和旋前圆肌 保持手的完整性： 腕关节和手的内附肌

下肢

向心收缩

保持中间位髋关节伸展和内收： 腘绳肌、大收肌、臀大肌 伸展膝关节： 膝关节肌、股肌群	形成背屈： 胫骨前肌 将脚外翻： 内附足肌和外附足肌

说明

这一姿势的挑战不是灵活性，而是如何保持脊柱和双腿的中立对齐，以及在重力作用下如何保持简单的手臂姿势。重力的这种不对称关系意味着肌肉需要进行不对称的活动才能形成身体的对称性对齐——基本上就是山式（第72页）转向其侧面。

在这种姿势中，重力可通过多种方式将身体拉出山式。脊柱可能会扭转，髋关节可能向前落下或者是肩膀可能回落（反之亦然），下方的肩胛骨和下方的腿都可能内收，或者是骨盆可能落在地板上。将髋关节提得太高很容易造成动作过度，或者是屈服于重力或过度抵抗重力都会造成脊柱向任何一个方向侧屈。

侧板式看似简单，但进行起来并不容易。

呼吸

从呼吸的角度来看，这种姿势与无支撑肩倒立式（第193页）有很多相同之处。这也是一个极具挑战性的平衡姿势，需要腹部和胸部肌肉组织进行大量的稳定动作。侧板式相对较容易一些，因为手臂可用于支撑和平衡，但是深呼吸可能仍会对破坏姿势的稳定产生影响。

效率——找到保持这一姿势所需的最小力量——就可以使有限的呼吸动作提供足以保持姿势所需的能量。

Chatus Pada Pitham

四脚桌子式

CHA–toos PA–da PEE–tham

chatur = 四；pada = 脚；pitham = 凳子、座位、椅子、长凳

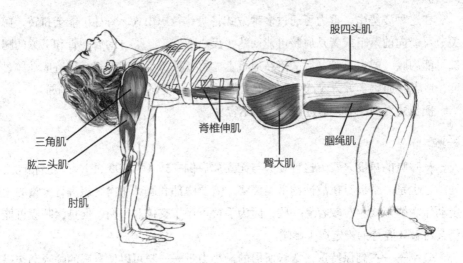

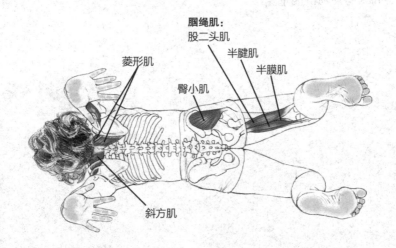

分类

对称臂架姿势

骨骼关节动作

脊柱	上肢	下肢
颈椎伸展，胸椎和腰椎略微伸展	肩胛向下旋转，抬高并内收，肩膀上很重；肘部伸展；腕关节背屈	SI 关节逆向晃动，髋关节伸展并内收，膝关节弯曲，踝关节背屈

肌肉关节动作

脊柱

向心收缩	离心收缩
伸展脊柱，尤其是胸椎曲线： 脊柱伸肌	**防止颈椎和腰椎过度伸展：** 前颈肌、腰小肌、腹肌

上肢

向心收缩	
内收、抬高并向下旋转肩胛骨： 菱形肌、肩胛提肌	**伸展肘部：** 肱三头肌
稳定肩关节并防止肱骨头部伸长： 回旋肌	**将前臂旋前：** 旋前方肌和旋前圆肌
伸展并内收肩关节： 肱三头肌（长头）、大圆肌、后三角肌	**保持手的完整性：** 腕关节和手的内附肌

下肢

向心收缩	
伸展髋关节： 腘绳肌、臀大肌	**伸展膝关节：** 膝关节肌、股肌群
伸展、内收并内部旋转髋关节： 大收肌、股薄肌	

说明

腘绳肌的不足之处使其难以形成髋关节中立伸展，所以许多人都使用股四头肌伸展膝关节并将双脚推向地板。这里的问题是这样做往往会形成髋关节弯曲，从而阻碍髋关节前面的打开。过度使用臀大肌也会造成外部旋转髋关节，其中的内收肌逆向运动，这样甚至会给髋关节造成更多的限制。

胸部过于僵硬会防止肩胛骨趋向于内收，并造成肩关节动作过多或者脊柱弯曲。

呼吸

与上弓式（第 249 页）不同，四脚桌子式并不会极端伸展脊柱从而限制胸腔背部的活动。但是，在肩关节处伸展手臂会限制胸腔前部的活动，如果整个胸部肌肉比较僵硬的话尤其会受到限制。这就可能会支持将呼吸更多地移向腹部。结合背部的提升动作并释放前部会提供一个很有意思的机会，可在腹部和胸部周围移动呼吸。一些呼吸模式对于这种姿势的稳定产生更多的影响，而其他一些模式会有助于打开上部胸腔。

Purvottanasana

上平板式

POOR–vo–tan–AHS–anna

purva = 正面、东部；ut = 强烈；tan = 延伸、伸展

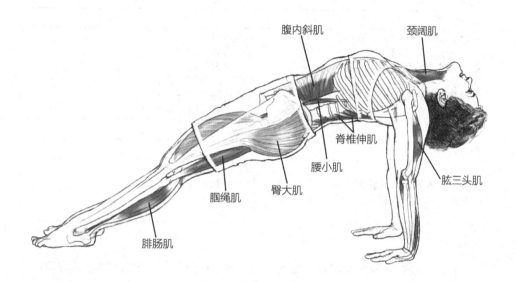

腹内斜肌　　颈阔肌

脊椎伸肌

腰小肌

肱三头肌

臀大肌

腘绳肌

腓肠肌

分类

对称后弯臂架姿势

骨骼关节动作

脊柱	上肢	下肢
伸展	肩胛向下旋转，抬高并内收；肩膀伸展；肘部伸展；腕关节背屈	SI 关节逆向晃动，髋关节伸展并内收，膝关节伸展，踝关节跖屈

肌肉关节动作

脊柱

向心收缩	离心收缩
伸展脊柱，尤其是胸椎曲线： 脊柱伸肌	**防止颈椎和腰椎过度伸展：** 颈前肌、腰小肌、腹肌

上肢

向心收缩

内收、抬高并向下旋转肩胛骨： 菱形肌、肩胛提肌	**伸展肘部：** 肱三头肌
稳定肩关节并防止肱骨头部伸长： 回旋肌	**将前臂旋前：** 旋前方肌和旋前圆肌
伸展并内收肩关节： 肱三头肌（长头）、大圆肌、后三角肌	**保持手的完整性：** 腕关节和手的内附肌

下肢

向心收缩

	伸展膝关节： 膝关节肌、股肌群
伸展、内收并内部旋转髋关节： 腘绳肌、大收肌、臀大肌	**跖屈踝关节：** 比目鱼肌

说明

在这个姿势中通常会进行大量的腰椎伸展，而髋关节伸展程度却远远不够，而且髋关节甚至可能会跌落至弯曲状态。腘绳肌应是此处髋关节的主要伸肌，但是如果较为薄弱，臀大肌就会开始发挥作用。使用臀大肌的问题是会造成外部旋转，这就会使得下背更为结实。

如果腘绳肌过于薄弱以至于无法完成上平板式，那么四脚桌子式（第 256 页）就是极好的准备姿势。

背阔肌在这个姿势中的作用不大，因为其会将肩胛骨固定在胸腔上并抑制胸椎的伸展。

肩胛骨、肩关节和上背部所需的动作与肩倒立式（第 190 页）中所需的动作非常相似，但是与重力的关系截然不同，而且颈部不会出现颈椎弯曲从而导致头部向前倾。

呼吸

与在四角桌子式一样，上平板式中肩关节处手臂的伸展会限制胸腔前部的活动，尤其是如果整个胸部肌肉较为僵硬的话，则更会受到限制。这就可能会支持将呼吸更多地移向腹部，但这对于保持髋关节和膝关节伸展所需的动作来说可能非常有挑战性。

参考书目和资源

参考书目

以下是练习瑜伽姿势时可用到的参考书目：

Adler, S.S., D. Beckers, and M. Buck. 2003. PNF in Practice. 2nd ed. New York: Springer.

Clemente, C.D. 1997. Anatomy: A Regional Atlas of the Human Body. 4th ed. Philadelphia, PA: Lippincott Williams & Wilkins.

Gorman, David. 1995. The Body Moveable. 4th ed. Guelph, Ontario: Ampersand Press.

Kapit, W.(and L.M. Elson. 1993. The Anatomy Coloring Book. 2nd ed. New York: HarperCollins College Publishers.

Kendall, F.P., E.K. McCreary, and P.G. Provance. 1993. Muscles, Testing and Function. 4th ed. Philadelphia, PA: Lippincott Williams & Wilkins.

Laban, R. 1966. The Language of Movement: A Guidebook to Choreutics. Great Britain: Macdonald and Evans.

Myers, Tom. 2001. Anatomy Trains: Myofascial Meridians for Manual and Movement Therapists. Philadelphia, PA: Churchill Livingstone.

Netter, F.H. 1997. Atlas of Human Anatomy. 2nd ed. East Hanover, NJ: Novartis.

Platzer, W. 2004. Color Atlas and Textbook of Human Anatomy, Volume 1: Locomotor System. 5th ed. New York: Thieme.

For conventional spellings of Sanskrit pronunciation, Yoga Journal's online resource "Pose Finder.

For scholarly translations of Sanskrit terms, The Cologne Digital Sanskrit Lexicon.

资源

The Breathing Project, Inc.—Educational nonprofit organization led by Leslie Kaminoff and Amy Matthews, providing advanced studies for movement educators and therapeutic classes to the public, New York.

Leslie Kaminoff's Yoga Anatomy website—The author's website, containing biographical and contact information, international teaching schedule, booking information, online training information, and his eSutra blog and other writing projects.

Amy Matthews' Embodied Asana website—The author's website, containing biographical and contact information and full teaching schedule.

Krishnamacharya Yoga Mandiram_The yoga of T. Krishnamacharya and his teachings, founded by T.K.V. Desikachar, Chennai.

Bonnie Bainbridge Coheres School for Body–Mind Centering—Embodied anatomy, develop– mentally-based movement reeducation and hands–on repatterning, El Sobrante.

Gil Hedleyrs Somanautics Human Dissection Intensives and DVD series—Workshops taught internationally.

Tom Myers' Anatomy Trains and Kinesis Myofascial Integration—Workshops and trainings taught internationally, Ron Pisaturo——An actor, a writer, and a philosopher in the tradition of Aristotle.

动作索引

跪式

仰卧式

俯卧式

臂架式

综合索引

注：星号表示的瑜伽艺术或文字仅供参考。

肌肉索引

注：星号表示的瑜伽艺术或文字仅供参考。

作者简介

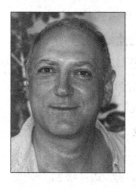

雷斯利·卡米诺夫是一位瑜伽老师，其灵感来自于传说中的 TKV 德斯卡查尔（T.K.V. Desikachar），他是世界上关于瑜伽治疗用途的最权威专家之一。莱斯利是呼吸项目（The Breathing Project）的创始人，这是纽约市一个非营利性教育机构，旨在教授以呼吸为主的个性化瑜伽。

卡米诺夫是国际公认的专家，在瑜伽和呼吸解剖学领域有着超过 32 年的经验，而且已经为美国许多领先的瑜伽协会、学校和培训项目举办了多次研讨会。他还帮助组织国际瑜伽会议，积极参与正在进行的关于瑜伽老师与治疗师认证标准的全民讨论。

卡米诺夫已经是《瑜伽杂志》和《纽约时报》等出版物的特色瑜伽专家。他还是备受推崇的国际瑜伽博客 eSutra 的创始人，与人共同执笔撰写了最畅销的《瑜伽解剖学》第一版，而且还制作的 DVD 版的《Breath-Centered Yoga with Leslie Kaminoff》，以及非常成功的在线课程。他目前居住在纽约市和美国马萨诸塞州的 Great Barrington。

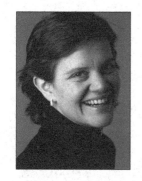

艾米·马修斯自 1994 年以来一直参与教学工作。她是一名认证的拉班动作分析师、身心学老师和婴儿发展运动教育家。她已注册了 ISMETA（国际躯体运动教育和治疗协会），成为一名躯体运动治疗师和教育家，而且还注册了 IAYT（国际瑜伽治疗师协会）。

马修斯在加利福尼亚州和纽约市的身心学学校协助讲授身心学和瑜伽项目。她曾在拉班 / 芭田妮夫运动学习协会任教 10 年。马修斯还和卡米诺夫共同领导了《呼吸项目》的高级研究项目，该项目主要针对致力于扩展其专业技能和知识的运动专业人员。

马修斯作为运动教育家，在其私人职业练习中结合了躯体练习和瑜伽姿势，而且还在美国、加拿大、以色列、爱尔兰、英格兰、斯洛伐克、瑞士和日本讲授练习中所体现的解剖学知识，并组织了多个项目的运动研讨会。马修斯与人合著了《瑜伽解剖学》的第一版。她目前居住在纽约市。

插图作者简介

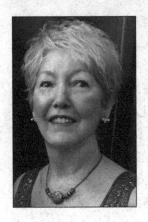

　　莎朗·埃利斯（Sharon Ellis）在纽约作为医学绘图员已工作了 30 多年。她备受赞誉的插画已经在纽约医学专科学院、插画家协会、医学插画家协会、Rx 俱乐部以及索霍区的春街画廊展出。埃利斯是医学插画家协会的成员，而且已经获得了该组织的"最佳插画外科图书"奖。她还获得了纽约艺术基金会的奖励，而且其著作已经发表在许多医学图书和杂志上。埃利斯拥有得克萨斯州西南医学学校的医学艺术专业以及纽约州立大学艺术品专业的硕士学位。她目前居住在纽约市。